あなたも知らない

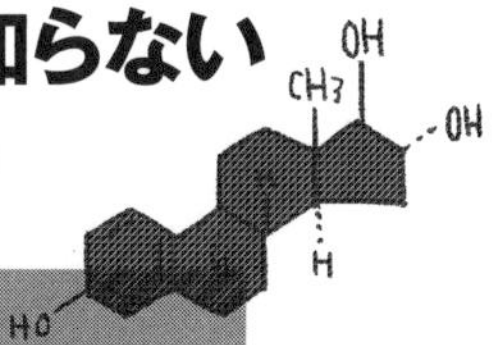

女

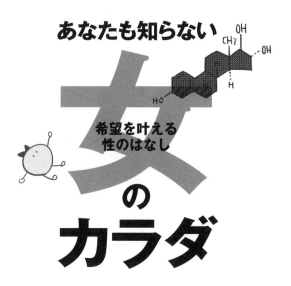

希望を叶える
性のはなし

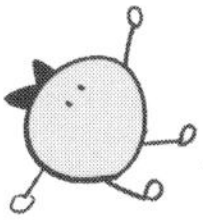

のカラダ

船曳美也子

目次

プロローグ
あなたのカラダをわかっていますか？……4

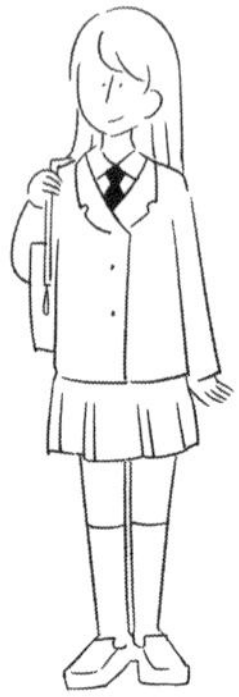

第1章 あなたの性器をわかっていますか？

1 あなたの〝オトナ女子〟力は？……14
2 性教育が足りていない……20
3 おさらい　女性の外性器について……23
4 おさらい　女性の内性器について……27
5 男性の性器についてもおさらい……32
6 生物の基本仕様は〝女〟です……36

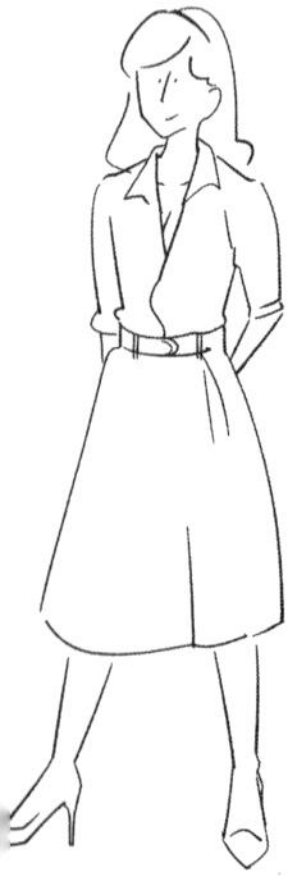

第2章 女のカラダで起こっていること

1 排卵について
きちんとおさらい……44
2 話題のＡＭＨって何？……52
3 進撃の精子……57
4 生理はなぜ起こるのか……65
5 基礎体温の正しいよみ方……69
6 排卵日には恋するな……75
7 男はなぜボン・キュッ・ボンが
好きなのか？……80
8 あなたは本当に生理不順？……84
9 卵子は自分と同い歳です……90
10 出産の適齢期とは？……96

第3章 産科・婦人科は女のミカタ

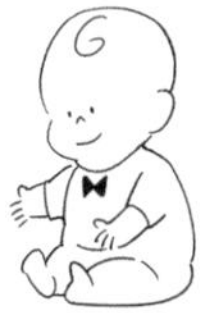

1 人気ナンバーワンアイドルの勇気……104
2 産科・婦人科受診の心得……108
3 いまや一九人に一人が体外受精ベビー……116
4 不妊治療って何をするの？……120
5 「子どもを持ちたい」を叶えたい……136
6 四三歳の壁？……141
7 凍結されて、ヒトへと育つ……145
8 卵子凍結をちゃんと知りたい……148
9 どうやって凍結するの？……153
10 女性が卵子を凍結するワケ……159
11 着床前診断・着床前スクリーニングを誤解していませんか？……163
12 命の選別なのか……168

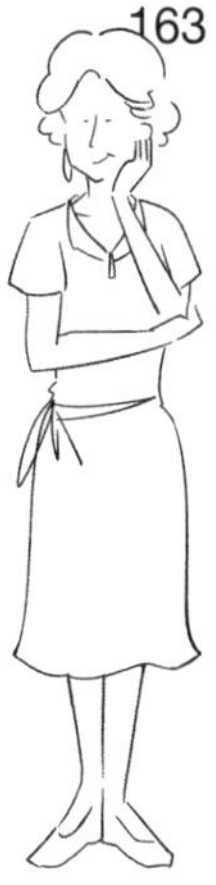

第4章 女は終わらない

1 患者さんたちの本音……172
2 不妊治療にキビシイ現実……175
3 優しきホルモン、オキシトシン……179
4 母性のホルモン、プロラクチン……184
5 女性は〝産む〟性なのか？……188
6 一億総活躍、女性活躍というけれど……192
7 女は閉経からが愉しい？……197

エピローグ
あなたの欲しいものは何ですか？……204

プロローグ

あなたのカラダをわかっていますか？

女性のみなさん、まずは、手をご覧になってみてください。あなたの手の人差し指とくすり指は、どちらが長いですか。くすり指のほうがかなり長いという人、あなたは「おてんば」さんですね。

いえいえ、これから手相（指相？）占いを始めようというわけではありません。一九八八年にジョン・マニングというイギリスの心理学者の研究によって明らかになったのですが、私たちの人差し指とくすり指には、ある法則が働いているのです。

人差し指とくすり指の長さの比率は人それぞれですが、誰もが生まれた時からほぼ一定の比率を保ちます。その比率は私たちが母親の子宮にいた時、すなわち胎児時代に決まります。胎児は胎内でたくさんのホルモンに晒されます。人差し指の長さはエストロゲンという女性ホルモン、そしてくすり指の長さはテストステロンという男性ホルモンに大きく影響されるのです。

つまり、人差し指よりくすり指が長い女性はテストステロンをたくさん受容しているわけで、そういう女性は活動性が高い「おてんば」さんのはずです。起業の才覚があったり、政治活動をしたり、

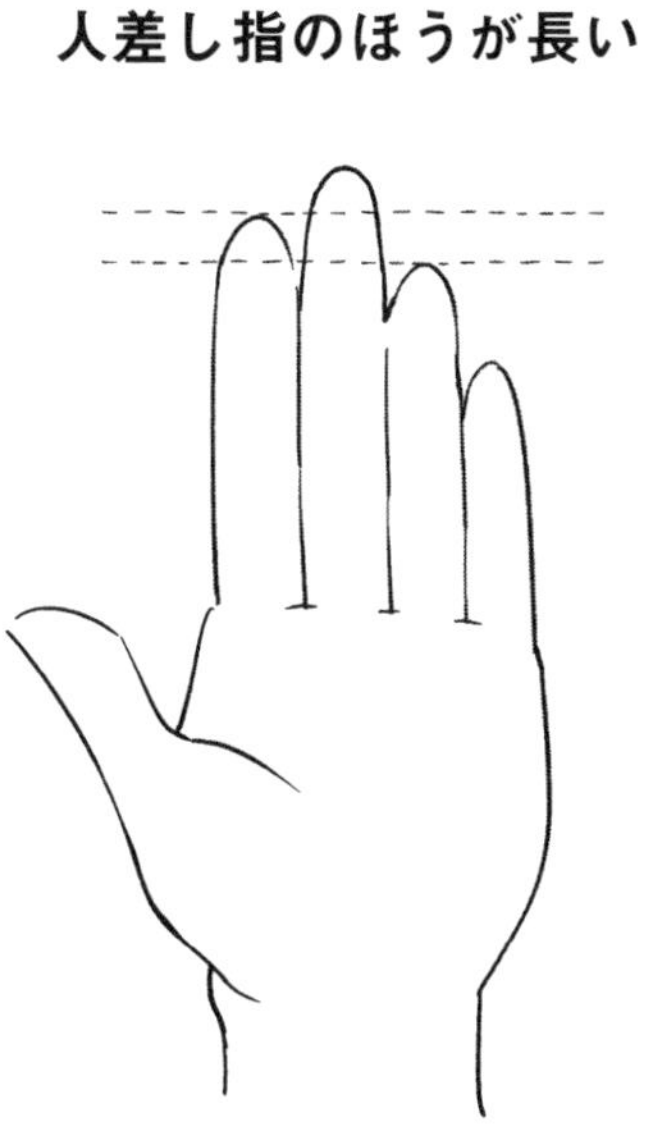

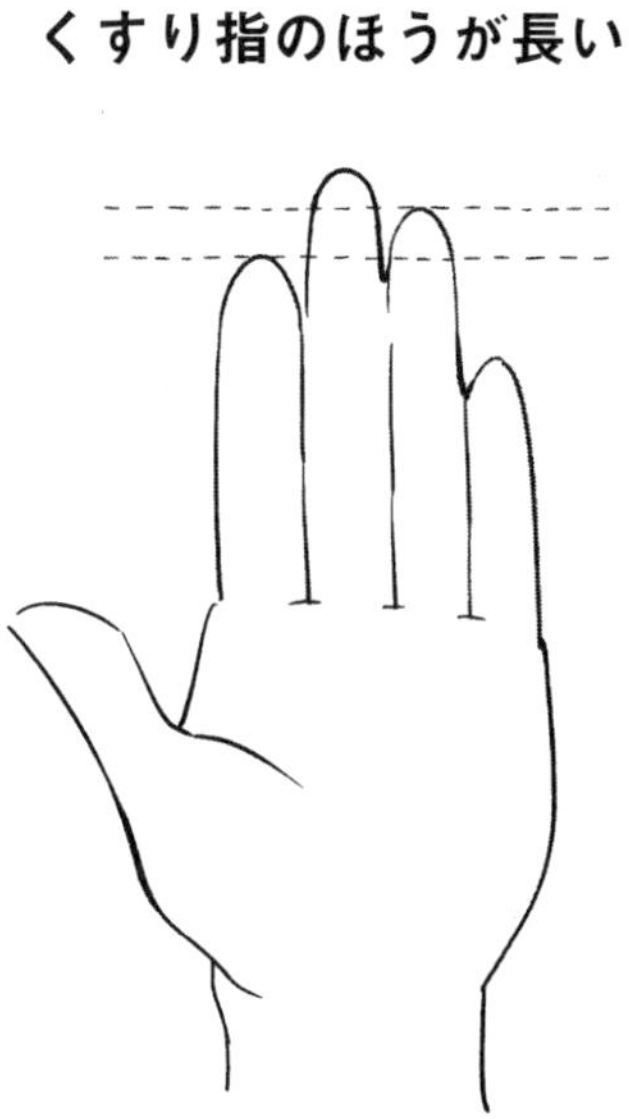

社会的な活動をしたりするタイプであり、そして性的にも活動性がある、いわゆる「肉食系女子」と考えられるのです。かく言う私のくすり指もかなり長いです。

ホルモンというものは、微量でもものすごい力を発揮します。本書では、指だけではなく、私たちのカラダがいかにさまざまな「ホルモン」に支配されているかということを紐解いていきます。ホルモンについて知ると、皮下脂肪（私たちが日ごろ、何とか減らそうと思っているものですね）が、いかに女性にとって大事なものかということもおわかりいただけるでしょう。不要としか思っていなかった皮下脂肪が、むしろ愛おしく思えてくるかもしれません。そうそう、愛情が長続きするホルモンもあるのです。オキシトシンというホルモンですが、これも後ほどご紹介しますね。

紹介といえば、自己紹介がまだでした。私は、一介の医者です。……ちょっと変わった医者かもしれません。人間が変わっているのではなく（たぶん）、経歴が少々変わっているのです。

振り返りますと、高校生の時に肺結核で一年間の入院生活を余儀なくされた私は、暇つぶしに占いの研究を始めたのでありました。おもしろがって見舞客の恋占いをしているうちに、だんだん友だちの恋愛カウンセラー役を担うはめになり、退院して高校を一年遅れで卒業すると、神戸大学の文学部に進んで心理学を専攻します。恋愛なるもの、極めるには「占い」より「心理学」が有効なり、と考えたからです。それが正しかったかどうかはさておき、大学卒業後はその心理学を活かすことなく、「淀屋橋《よどやばし》のＯＬ」になりました。ＯＬの聖地といえば東京では丸の内ですが、関西においては大阪きってのオフィス街・淀屋橋なのです。

しかし、そのままおとなしくＯＬ生活を送ることはせずに、二五歳で一念発起します。文学部出身の私でしたが、コペルニクス的転換を図って、兵庫医科大学に入学。三一歳で卒業すると、母校の附属病院に産婦人科医として勤め、医大時代の先輩（といっても私より三つ年下です）と結婚。老舗のホテルでバブル末期にふさわしい盛大なウェディング・パーティーを開きました。しかし、彼の浮気が原因で結婚生活はわずか四年で破綻。離婚の翌年、阪神・淡路大震災に遭って独り暮らしの自宅が丸焼けになりました。

まったく踏んだり蹴ったりですが、がれきをかき分けながら多くの命が失われた町を歩き、やっとの思いで職場にたどり着くと、大勢の患者さんが待っていてくれました。明け方には新しい命も誕生しました。よくぞ無事に生まれてきてくれた。なんて尊い命なんだろう——当直室で温かい涙が溢れてきたのを昨日のことのように思い出します。

戦場のような職場で、生まれ来る命と、生まれ来る命を一生懸命に育んでいる未来のお母さんたちを守るために、私なりに必死になりました。そして戦友のような同僚の医師と三七歳で再婚しました。今度は結婚式もパーティーもなし。婚姻届だけは書き慣れている私が記入して、ついでの折に市役所に提出しました。その後、五年間に及ぶ不妊治療の末、四四歳で初めての出産。この自らの不妊治療や高齢出産の経験を活かし、現在は大阪にあるクリニックで不妊治療を専門とする産婦人科医をしています。

不妊治療の診療科って「不」の字がアタマに付くせいか、なんだか暗く、辛いイメージを伴うかもしれませんが、妊活中、あるいは妊活を考える女性たちを応援する、つまり「子どもを持つ」という明るい希望を叶えようとする診療科なんですよ。

実はここでようやく、まがりなりにも最初の大学で勉強した「心理学」が大いに役立っています。妊活というのはオーダーメイドで、患者さんの体調だけでなく、仕事や家族、生活など患者さんの背景、心理を知ることが大切なのです。

勢い、診察が患者さんの人生相談になってしまうこともあります。そこでつくづく女性たちは、特に真面目に一生懸命生きている女性たちは、なんと

「不自由」を強いられていることか、と実感しています。働き方も、結婚も、子どもを持つか持たないかということも、決して自由に選べているわけではないのです。

国連が世界各国の「幸福度」ランキングを発表しましたが、日本は「他者への寛容さ」の数値が低く、G7（主要七ヵ国）では最も低い五一位に甘んじています。他者に寛容になることは、個人の自律性を重んじることでもあります。女性の自律性を重んじることにより、「一億総活躍」や「女性活躍」が掛け声だけで終わらないようになり、女性も、そして男性も自由に自分らしい人生を送れるようになるでしょう。私は産婦人科医として、その一助となる存在でありたいと思います。

日ごろ、大勢の患者さん、なかでもその大半を占める三〇代〜四〇代の女性と接しているうちに、気づいたことがあります。女性たちが意外と女性のカラダの仕組みを知らない。たとえば、排卵日についてとか、どうすれば妊娠するのかとか、卵巣はいくつあるのかとか、正確に理解されていないのです。五年前にＮＨＫの報道番組で「卵子は老化する」という事実が伝えられると、女性たちの間に衝撃が広がりましたが、私は私で、えっ、オトナの女性がそんなことも知らなかったのか、という衝撃を受けました。

これは大変だ。まず、女性たちは自分自身のカラダについて正しく知るべきだ。それが人生の岐路に立った時、自由でいきいきとした自分らしい生き方を選択できるようになるための第一歩だと思いました。

それに世の中には、女性のカラダについての都市伝説や、ミスリードするような報道も溢れています。とにかく女性に正しい知識を持ってもらうために、あらためてオトナのための性教育が急務である。そんな危機感が本書を著すきっかけとなりました。たとえば、「閉経は女の終わり」なんて、とんでもない！　むしろ女が愉しいのはそこからかもしれません。本書ではそれを医学的に解説してみたいと思います。

そして、女性を応援する医療がどこまで進んでいるのかということも、ぜひ知っていただきたいと思います。そもそも産科・婦人科は、妊婦さんのためだけに存在しているわけではありません。すべての女性のための診療科です。わかっちゃいるけど、なかなかそのドアを開けることができないという女性のために、ちょっとした受診のコツもお教えします。

あらゆる年代の女性のみなさん、あなたらしい生き方を選び取るために、まずはあなたも知らないあなたのカラダを知ることから始めてみませんか。ぜひ、最初のページをめくってみてください。

第1章

あなたの性器をわかっていますか?

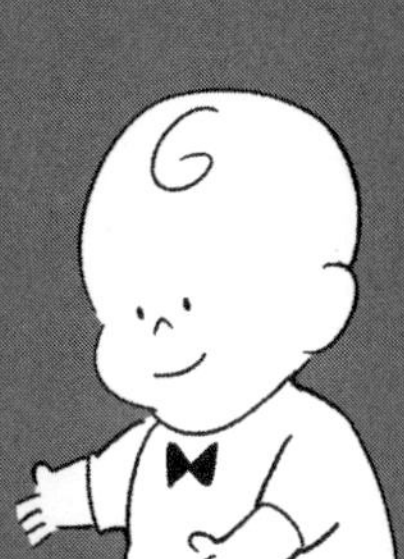

1

あなたの〝オトナ女子〟力は？

「赤ちゃんはどこから来るの？」

幼い子どもにとっては素朴な疑問ですね。きっと子どもの頃のあなたも一度や二度は身近にいるオトナに尋ねたことがあるでしょう。そして今、オトナであるあなたは、この問いかけに正確に答えることができますか？

プロローグでも触れましたが、私は日々、女性の患者さんたちと触れ合うなかで、オトナの女性たちに「カラダ」「性」に関する知識が不足していることを痛感してきました。自分自身のカラダ、性について知るのも一つの〝オトナ〟力であり、女子力でもあると思うのですが、あなたはいかがでしょうか。小手調べに、次の質問に答えてみてください。

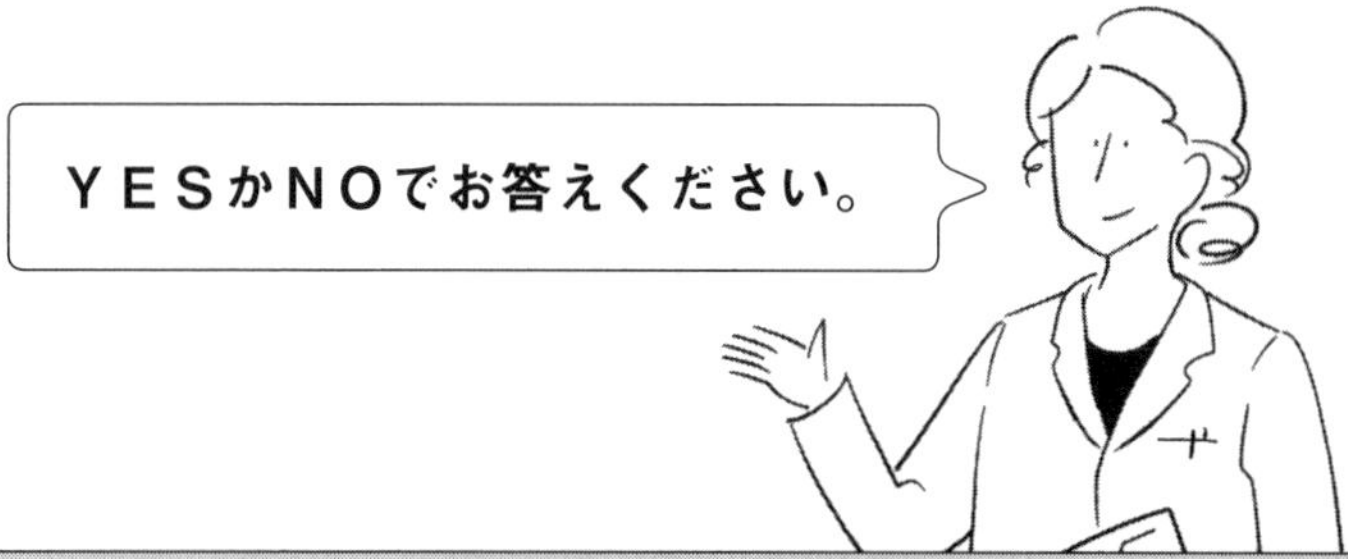

第1問 女性の体温には高温期と低温期があるのはご存じですね。では、高温期に入ったらセックスしても妊娠はしない？

第2問 基礎体温グラフをつけると、低温期から高温期に移る前に一度、体温がグーッと下がる日があってこの日に排卵する？

第3問 女性に生理があるってことは、排卵できているという証拠？

第4問 女性は50歳前後で閉経するということはご存じですね。では、閉経するまで妊娠する可能性はある？

第5問 腟（ヴァギナ）の奥に子宮があって、そこから卵管がつながっています。その卵管は卵巣とつながっている？

簡単でしたか？　では、答え合わせをしましょう。

第1問　正解は**NO**です。「えーっ？　でも、高温期はセックスしても妊娠しない安全日なんでしょう」というブーイングが聞こえてきそうですね。ちょっと引っかけ問題だったかもしれませんが、「高温期に入ったら」というところがミソなんです。第2章で詳しく説明します。

第2問　正解は**NO**です。「えーっ？　この日が排卵日でしょう」と、またブーイングを浴びそうです。妊娠を望む場合、「体温がグーッと下がった日に排卵するから、この日にセックスしなければいけない」と思っている患者さんがいるのですが、それは間違っているようです。そもそも必ずグーッと下がる一日があるとは限らず、低温期の最終日がいつなのかは高温期になってから、つまり後になってからでなければわからないこともあります。これも第2章で説明します。

第3問　正解は**NO**です。でも、学校でそう習いましたか？　そうですよね。

排卵、つまり卵子が放出されると、それまで卵子をくるんでいた卵胞が「黄体」という細胞に変化し、自分のところから送り出した卵子が精子と出会って子宮に戻ってくる時に備えて、着床できるように子宮内膜にクッションを作って待機している。でも、そうやって準備しても着床がなかった場合は、クッションの必要がなくなるため剝がれ落ちて排出される。こうして生理が始まる。つまり、排卵して妊娠しなければ生理がくる。確かに、通常のケースでは正解はＹＥＳといえます。ところが、ときどき卵子が排卵直前まで育ちながらも排卵に至らないことがあるのです。それでも卵子が育っていると卵巣から女性ホルモンが分泌し、子宮の内膜が変化しますので、これが剝がれて生理がきます。生理があるのは必ずしも排卵した証拠というわけではないのです。

第４問　ごめんなさい。先に謝っておきますが、これもかなり意地悪な質問でした。数年前までは、生理がある限り妊娠は可能だと思っている人も少なくなかったようです。しかし、二〇一二年にＮＨＫスペシャルなどで「卵子は老化する」ということが大々的に報道されたのをきっかけに、女性は四〇代ともなれば排卵してもその卵子の妊孕性《にんようせい》（妊娠する力）は極めて低いということが知られるようになりました。ですから、生理があるからといっても卵子が老化していれば妊娠できない、答えはＮＯだと思われた人が多いのではないでしょうか。確かに教科書的にはＮＯです。

しかし、卵子は一個あれば妊娠する可能性はあります。また、自らの卵子を使った体外受精によって妊娠し、出産に至る例もあります。私の患者さんのなかにもそうやって五〇代でお母さんになった人がいらっしゃいます。したがって、正解は**ＹＥＳ**です。ただし、誰でも妊娠できるということではなく、確率は非常に低くなりますし、高齢出産のリスクにも注意しなければなりません。

第５問　正解は**ＮＯ**です。卵管は子宮の左右から一本ずつ出ていて、しかし、それが左右の卵巣とつながっているわけではありません。排卵の際、卵巣で育った卵子は卵管に直接飛び出すのではなく、腹腔内に飛び出してきます。卵管はその先端が広がっていて、卵巣から飛び出してきた卵子をキャッチしますが、卵管の向きや位置により、うまくキャッチできない場合もあります。

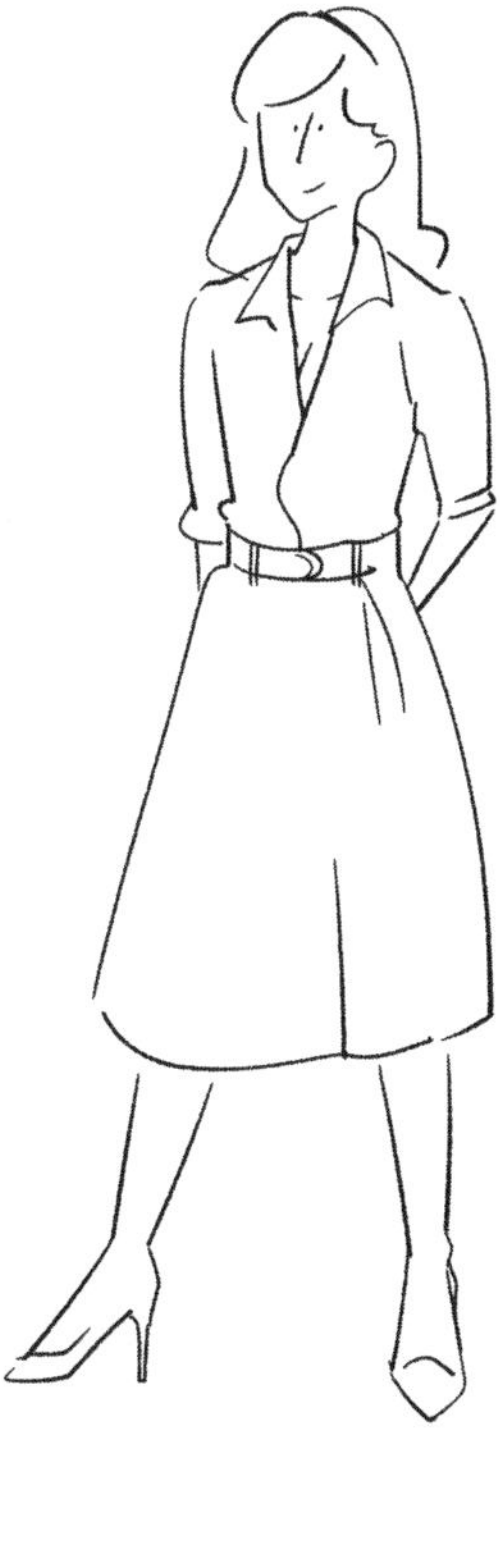

2 性教育が足りていない

さて、あなたは何問正解しましたか。なんだか物議を醸しそうな質問、解答もありましたが、それはどうかお許しいただいて、初めて知ったこと、ちょっと驚いた解答があったのではありませんか。

性教育が足りていないということは教育の現場においても問題視され、どう改善したものかと議論になっています。私も医師として意見を求められることがあるのですが、つくづく性教育を行うに当たってはいろいろ難しい要素があると痛感しています。ただでさえ性に関してはどんなに大切とわかっていても気恥ずかしく、また、興味本位な関心ばかり寄せられてしまったり、下ネタ扱いされてしまったりすることが多いので、なかなかいいあんばいに話をするのが難しいですよね。

さらに性教育には、こういうことに気をつけよう、こういうことをしてはいけない、こうあるべきだ……というように、どうしてもそこに道徳観、倫理観が入り込むことになります。厄介なのは、道徳観、倫理観というのは人それぞれで、なかなか正解は決め難いということです。

たとえば、セックスについて学ぼうという場合、妊娠の可能性や病気の危険性とともに、モラルについてはどう教えたらいいのか。あくまで純潔教育を主張する保守的な人たちもいますし、「寝た子を起こすようなことはするな」と性教育自体に反対する人たちさえいます。一方、コンドームを配布して正しい使い方を教えている海外の学校に倣うほうが、日本の現実にも即しているのではないかと考えるラディカルな教育者もいます。そもそも男女別々に授業をしたほうがいいのか、男女一緒のほうがいいのか、ということからして意見が分かれているのです。

私の意見は明快です。性に関すること、生殖に関することはすべて「生物学」として、男女を問わず小中学校の「理科」や高校の「生物」と同様に知識として身につけていくべきだと考えています。性・生殖に関する正確な知識・情報は、今後の人生でいろいろな決断をする時、必ず役に立つでしょう。

ということで、「性教育が足りていないのよ」と言いたいがために、前置きが長くなってしまいました。さあ、オトナのための性教育を始めましょう。

3 おさらい　女性の外性器について

先ほどの質問の「第5問」に正解しましたか？　ここで登場した子宮、卵管、卵巣は生殖のための器官であり、これらを内性器といいます。内性器は私たちのカラダの中にあって自分で見ることはできないわけですが、一方、外部に露出している性器もありますね。これを外性器といいます。性器も私たちのカラダ。ちゃんとその名称も知っておきましょう。

では、外性器から説明します。女性の外性器とは膣口、大陰唇、小陰唇、クリトリス（陰核）、膣前庭、バルトリン腺、会陰などを指し、バルトリン腺以外はけっこうたやすく自分の目で見て確認することも可能です。

「膣口」は尿道口の下にある膣（膣については後述）の入り口です。ここは大変柔軟性のある粘膜でできています。大変柔軟性があるということは第3章でお話しすることとも関係します。

陰部には陰毛が生えていますね。陰毛は副腎や卵巣から分泌される男性ホルモン（テストステロン）によって発育しますが、陰毛が濃いから男性ホルモンの分泌過多というわけではありません。陰毛の濃淡は毛根組織の分布に個人差があるせいですから、こればかりはホルモンのせいにはしないで

女性の外性器

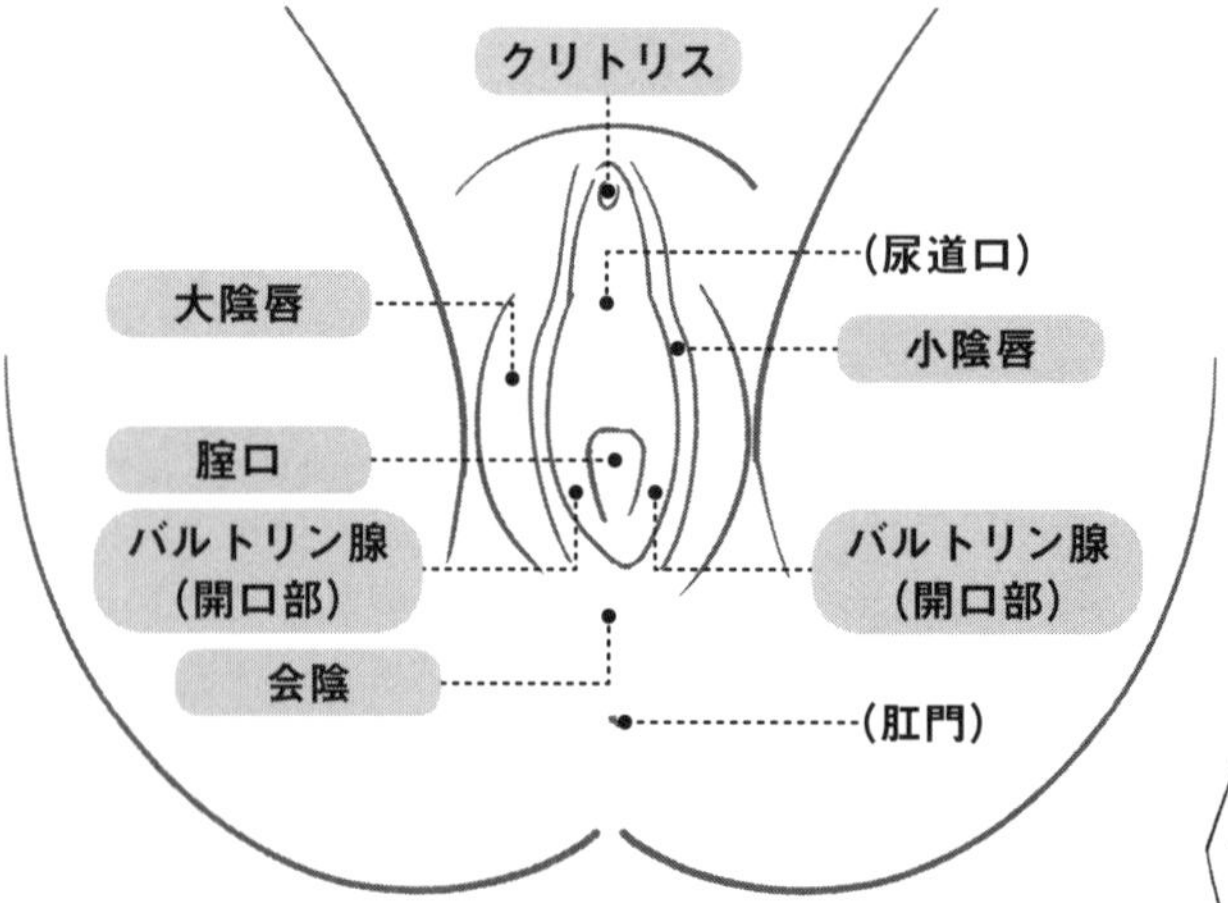

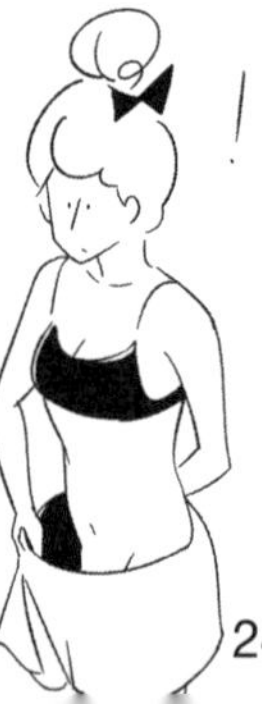

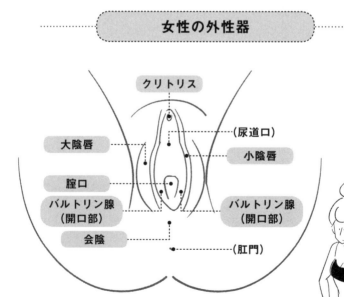

くださいね。

膣口の左右にある皮膚のヒダを「**小陰唇**」といいます。小陰唇の色がピンク色でないとか、左右対称でないとか、大きすぎるのではないかとか、いろいろ心配される女性もいらっしゃいます。しかし、この部分は誰でも色素沈着しやすく、暗い色であって当たり前ですから安心してください。また、大きさには個人差がありますし、左右の大きさが異なることも珍しくありません。

小陰唇の外側の膨らみを「大陰唇」と言います。名称に唇の字が使われていますが、唇というよりほっぺという感じです。

小陰唇の上端にある小さな隆起が「クリトリス」です。実は、ここが男性のペニスに相当します。普段は包皮に被われており、性的刺激に反応してこの小さな部位が勃起します。

一般的なセックスの場合、男性のペニスと女性の膣が接合しますね。男性はペニスが勃起すると多くの場合、オルガスムに達して射精するのですが、女性の場合はセックスのたびにオルガスムを感じるわけではなく、達するのは三割程度といわれます。なぜかというと、男性はペニスそのものに敏感な部分があるのに対し、女性は膣とクリトリスが離れた場所にある、つまり敏感なクリトリスがセックスで直接刺激されないことが多いためであると考えられています。

自分で見ることは難しいのですが、膣口の両側には「バルトリン腺」があり、ここから分泌されるバルトリン腺液はセックスの際の潤滑剤の役割を果たします。

膣口の後ろ端から肛門までの間が「会陰」で、伸縮性があり、出産する時には非常によく伸びます。

4 おさらい　女性の内性器について

次は、外部に露出していない内性器についておさらいしましょう。女性の内性器には、膣、子宮、卵巣、卵管があります。

「膣」は膣口から子宮に至る管のような器官です。その長さがどのぐらいあるかご存じですか。成人女性の場合は七～一〇センチです。意外に長いなあと思われたのではありませんか。その内側は柔らかいヒダ状の粘膜で被われ、細菌の侵入や繁殖を防ぐために強力な酸性に保たれています。出産する際にはここが赤ちゃんの通るいわゆる産道になりますので、よく広がるように柔軟かつ強靭な筋肉でできています。

膣の奥にあるのが「子宮」。ご存じのとおり赤ちゃんが育つ部屋です。平滑筋という筋肉などでできていて、骨盤がガッチリ周りを囲んで守っています。洋ナシみたいな形で大きさは握りこぶしぐらいですが、妊娠時は胎児の発育とともに膨らみ、出産前ともなると三〇～三五センチほどになります。それが出産後は一ヵ月ほどで元の握りこぶし大に戻ってしまうのですから、その伸縮性たるやすごいものですね。この平滑筋は出産の際には収縮し、中の胎児を押し出すということもやってのけます。

女性の内性器

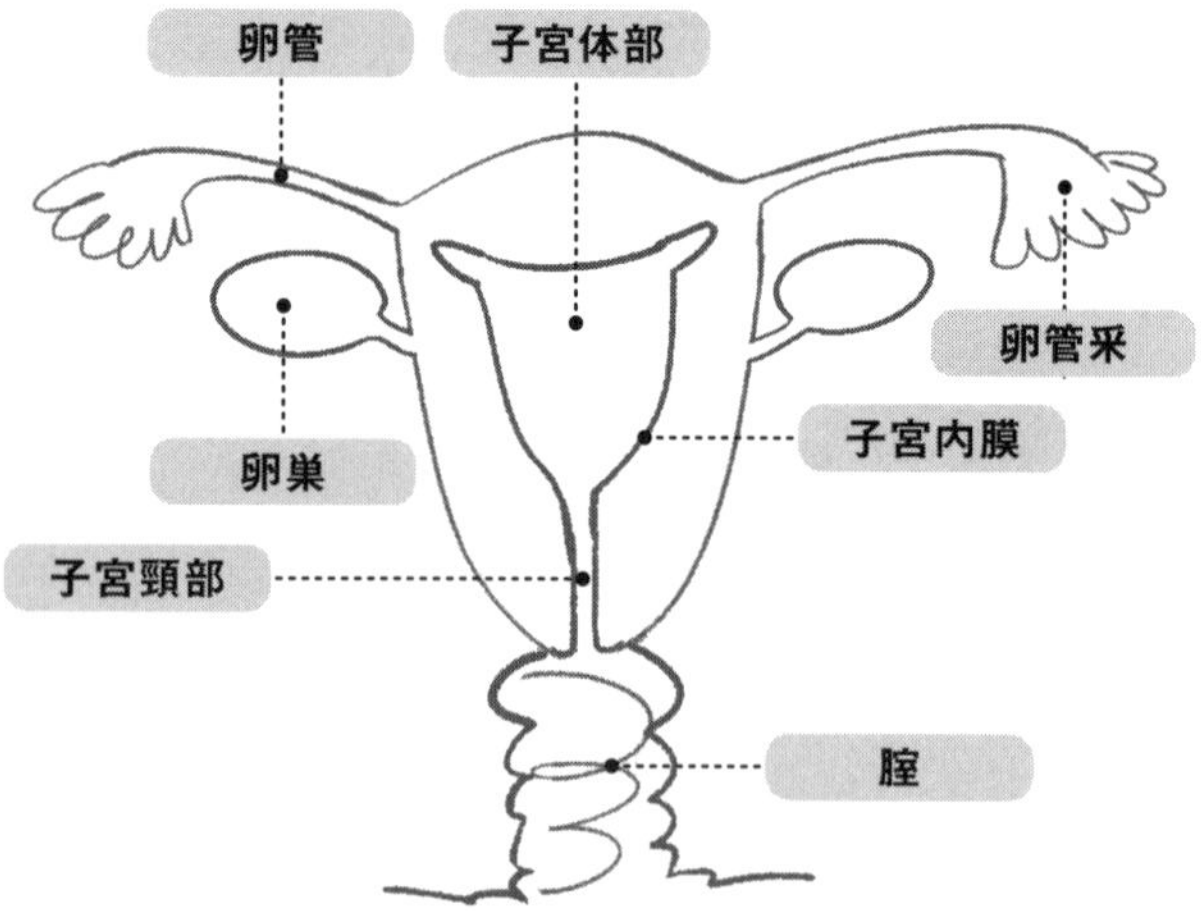

子宮がん検診を受けたことのある人はご存じのことと思いますが、「子宮」という一つの臓器でありながら子宮頸がんと子宮体がんの検査はそれぞれ別に行われます。膣に近いほうが子宮頸部、奥のほうが子宮体部です。

子宮体部の内側は子宮内膜という粘膜で被われており、内膜が剝がれて生理となります。卵巣の中の卵子が育つとその周辺から出る女性ホルモンの働きで内膜がまた分厚くなり、それがまた剝がれる……ということを繰り返します。このように、子宮内膜は非常に再生能力の高い組織ですが、この内膜の幹細胞は骨髄に由来するということがわかっています。男性から骨髄移植を受けた女性の内膜を調べると、内膜細胞の性染色体がＸＹ、つまり男性の性染色体だったのです。人体には、まだまだ不思議なことがあります。

「子宮内膜症」という病名を耳にされたこともあると思います。これは子宮の外に子宮内膜が増殖してしまう病気で、生理痛が強くなります。近年、この病気が大変増えているのを私も診療の現場で実感しています。生理の回数が多くなると子宮内膜症を発症するリスクが高まるのですが、妊娠の回数が少ない、あるいは生涯妊娠しないために毎月生理があり、生理の回数が増えている女性が多くなったことが、子宮内膜症の患者さんを増やしている原因だと考えられます。現代病の一つといえるかもしれませんが、内膜が卵巣内に増殖してしまうと、卵子の数を減らしてしまいます。不妊の原因にもなるので、生理痛が強いときは念のため、婦人科を受診されたほうがよいでしょう。

子宮の左右にちょこんとぶら下がっている一対の楕円形の臓器が「卵巣」です。つまり、**卵巣は二つある**のですが、ご存じでない女性が意外に多いんです。卵巣は三センチほどの大きさです。でも、この小さな卵巣の表面に**卵子の素となる原始卵胞が詰まっている**のです。生命の源がこんな小さな臓器にぎゅうぎゅうに入って、出番を待っているわけです。

そして、子宮の上のほうから、左右に手のひらをパーにしたように伸びているのが「卵管」です。長さは一〇〜一二センチで、大変柔らかい管です。私は「手のひらをパー」と表現しましたが、この卵管の先端部分は「卵管采」といい、ラッパやイソギンチャクにたとえられたりします。イソギンチャクのようにこの部分がゆらゆらして、**卵巣から飛び出してくる卵子を取り込もうと待っている**のです。卵管の内膜には一面に繊毛のような突起があり、取り込んだ卵子を子宮へといざなうことができるように、子宮に向かって波打っています。

ちなみに、卵管がキャッチできなかった卵子はどこに行くと思いますか?

正解は、骨盤内の腹膜から吸収される、でした。

5

男性の性器についてもおさらい

男性の外性器、内性器についてもざっとおさらいしておきましょう。おさらいといっても、そもそも女性は習ったことがないかもしれませんね。

男性の外性器とは、陰嚢とペニス（陰茎）を指します。陰嚢は九〜一一歳ぐらいから働き始める男性ホルモンによって大きくなり始めます。体内に収まっていないでカラダの外、つまり股間にぶら下がっているのには大切な理由があります。

陰嚢の中には精子をつくる精巣（睾丸）が入っているのですが、精子をつくるのに適した温度は三二度なのに対しヒトの体温は三六〜三七度。この体温のもとでは熱すぎて精子をつくることができません。ですからカラダから離れて、精巣が高温にならないようになっているのです。表面がシワシワになっているのも、暑い時には表面積を大きくして熱を逃がすためです。逆に寒い時は縮んで腹部にくっつき、体温によって暖をとっています。寒暖によって伸び縮みするなんて、うまくできていますね。

ペニスは精子を女性の性器に届ける器官です。内部のほとんどが海綿体組織で、性的に興奮すると血液が充満して勃起し、女性の体

男性の性器

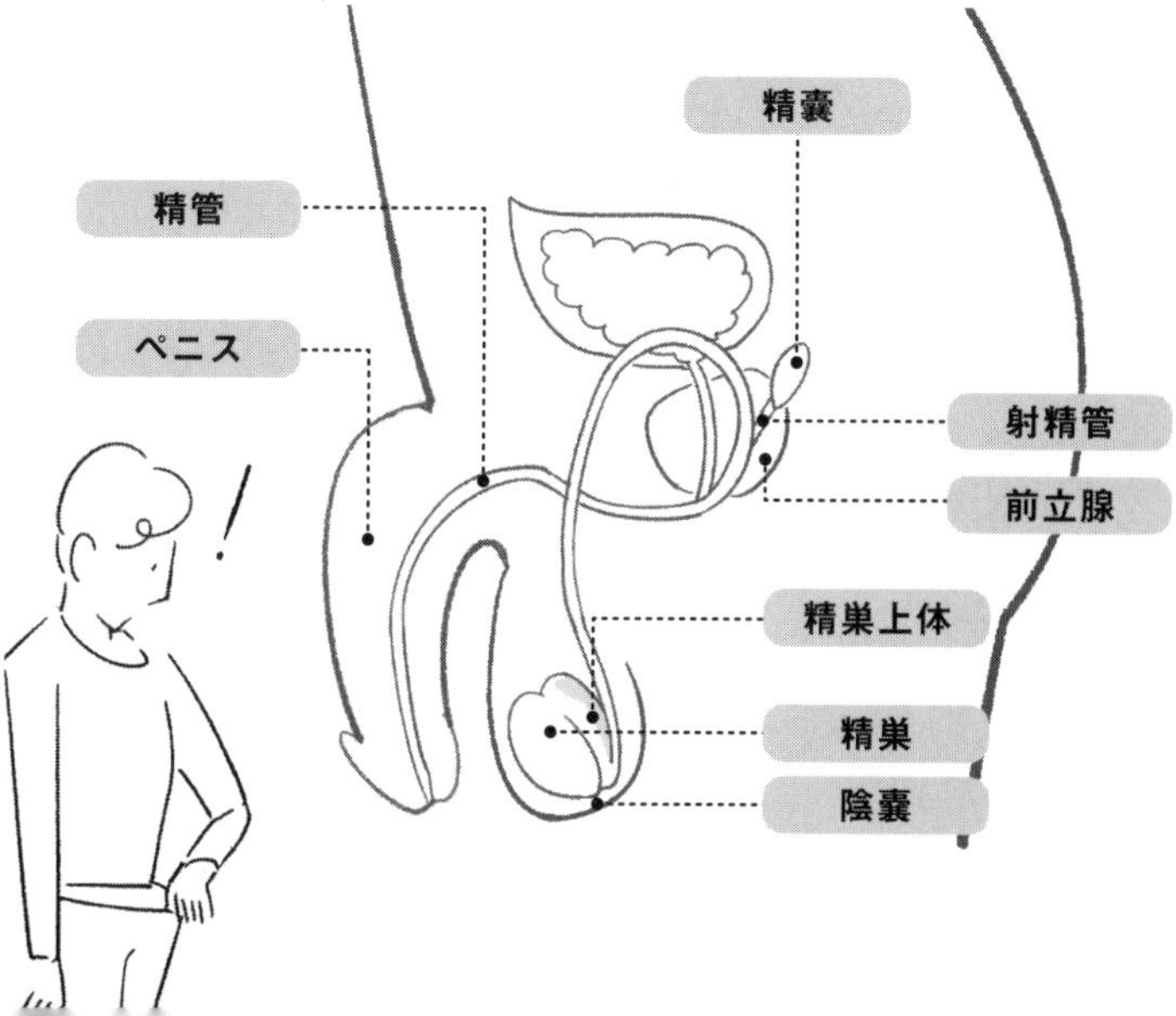

内のより子宮に近い位置で射精できるようになります。ペニスは三〇歳ぐらいまで成長を続けているんですよ。

男性の内性器には、精巣、精巣上体（副睾丸）、精管、精嚢、前立腺、射精管などがあります。「精巣」は前述のとおり陰嚢の中に入っているもので、二つのクルミ大の玉です。それぞれの玉の内部には精細管という細い管がいくつもコイルのようにグルグル巻きになっていて、ここで毎日、何百万という精子がつくられています。なお、男性は思春期から一生、精子をつくり続けます。後述しますが、この「毎日新しくつくり続ける」という点が女性の卵子と大きく異なるものです。ただし、ここではまだ受精能力がありません。まだ一人前の精子ではないわけです。

精巣には、曲がりくねった細い管がクシャッとまるまったものが覆いかぶさっています。これを「精巣上体」といいます。五〜六センチほどの塊ですが、このまるまった細い管を引き伸ばすと約六メートルにもなります。まだ一人前ではない精子は、この細くて長い管を通るうちに運動能力、受精能力が備わり、一人前の精子になります。男性が性的な刺激を受けると、一人前になった精子は「精管」という管に送られます。精管の途中には「精嚢（精子の運動をよくする粘液をつくる小さな袋状の臓器）」、「前立腺（精嚢から分泌される粘液と精子を混ぜて精液をつくる臓器）」があり、最後はペニスの尿道に合流します。精子はこれらの中を通って射精されます。

ここまでになるのに約三ヵ月。こうして書き出してみると、精子がたどるのはなかなか長い旅ですね。セックスによって女性の腟内に射精された精子には、さらに過酷な旅が待っているのです。

ここまで性教育の基本のキである女性、男性それぞれの外性器、内性器についておさらいしてきました。構造が複雑であるのも、男女でこんなに違うのも、命を次の世代へとつないでいく、そのための生殖をスムースに行えるようにするためです。

6 生物の基本仕様は〝女〟です

あらゆる生物にとって「生殖」は極めて大切なこととしてプログラミングされています。私たちヒトも生物ですね。そして、私たちのカラダはホルモンに支配されています。ここからはこの「**生殖**」と「**ホルモン**」をキーワードに、私たちの性、カラダについて学んでいくことにしましょう。

そもそも、男性と女性の区別っていったい何なんでしょうか？

性を決める要素は実は三つもあります。ホルモンによる見た目の性（外性器や体型）、生殖機能としての性（卵巣、精巣などの内性器）、そして性染色体がつくる性（XXとXY）です。

男性も女性ももとは一つの受精卵。つまり、一つの細胞です。この細胞が増えて発達する過程で、男性と女性に分かれます。これを性分化といいます。

遺伝子がつくる男女の性別は、受精する時の精子で決まります。卵子の持つ性染色体は全部X染色体であるのに対し、精子はXの性染色体を持つ精子とYの性染色体を持つ精子がある。卵子とY染色体を持つ精子が受精するとXYとなり男の子、X染色体を持つ精子が受精するとXXとなり女の子になる。これは「生物」で習いましたね。

このように、性の始まりはXで、そこにYがあるかないかで性別は決まります。

しかし、私たちが母親の胎内にいる時、**妊娠六週目ぐらいになるまでは男の子も女の子も区別はない**ということはご存じでしょうか。Y染色体の中にSRY遺伝子という遺伝子があって初めてカラダは男性化します。このSRY遺伝子が発動すると、胎児には精巣ができ、妊娠八週目ぐらいから男性ホルモンのテストステロンがさかんに分泌されるようになります。くすり指の長さはテストステロンに影響される。だから勢い、男性のくすり指は長くなりやすいのですね（5ページ参照）。

胎児の精巣から分泌されるテストステロンの作用で、もとは女性の構造である性器が男性型になり、妊娠一二週目ぐらいになると、男性の外性器が備わってきます。妊娠二〇週目ともなると超音波検査で胎児の股間にペニスが確認できるようになり、胎児が男の子か女の子か判別できるようになります。

ただし、妊婦さんのエコー検査はあくまでも診察のために行うものであり、胎児の性別を知ることが目的ではありません。いわば、診察していたら〝たまたま〟（ダジャレじゃありませんよ）映っちゃうこともあるので、男の子なのか女の子なのかは生まれてくるまでのお楽しみにとっておきたいという人は、あらかじめ医師にそう伝えておいていただければと思います。そうしないと医師というものは、エコー画像を見ながら「あ、元気な男の子、順調ですね」とか言ってしまうものなんです。お気をつけくださいね。もちろん私も注意します。

ちなみに、性器だけでなく、胎児の**「脳」ももともと女性脳**です。Y染色体の精巣ができて男性ホルモンを分泌するようになると、脳はテストステロンのシャワーを浴びて男性脳になっていきます。私たちヒトに限ったことではなく、有性の生物、つまりオスとメスがいる生物はすべて、基本仕様はメスと考えられています。

ということで、男性ホルモンが登場してきました。私たちのカラダには生殖をスムースに行うためのハードが整っているだけではダメで、そのハードを起動させ、運転するソフトが必要です。それが性ホルモンです。

「ホルモンの語源はご存じですか?」——私の地元でこうたずねると、「ほおるもん(放るもん)やろ」とちゃかす人が必ずいます。これは「ホルモン焼き」のことですが、この語源も放るもん、つまり、本来は不要で投げ捨ててしまうような臓物を焼いたものという説と、食べるとスタミナがつき、まるでヒトのカラダを元気にしてくれるホルモンのようだという説があります。

ホルモンの語源はギリシア語のhormônで、「刺激する」「動かし始める」という意味です。まさにホルモンとは、私たちが持つカラダの機能を動かし始めてくれる物質なのです。

あなたは発奮すると、「アドレナリンが出まくっている」などという言い方をしませんか。アドレナリンというのは世界で初めて発見されたホルモンで、発見者は日本の化学者の高峰譲吉《たかみねじょうきち》（一八五四～一九二二年）です。現時点で一〇〇種類以上ものホルモンが発見されていて、アドレナリン以外にも日本人が発見したものがたくさんあります。

これらのホルモンは、脳にある下垂体、のど元にある甲状腺、腎臓の上にある副腎のほか胃腸など、カラダの上から下までいろいろなところから分泌し、血液によって全身に送られます。それはないだろうと思われていた心臓からも分泌していることがわかっているんですよ。

もちろん、男性の精巣、女性の卵巣からも生殖のために必要なホルモンが分泌されます。テストステロンという男性ホルモンや、エストロゲン（卵胞ホルモン）、プロゲステロン（黄体ホルモン）という女性ホルモンの名前は、みなさんもよくご存じだと思いますが、ほかにもたくさんのホルモンが複雑に関連し合い、バランスをとりながら機能しています。

また、性ホルモンは卵巣や精巣からだけでなく、副腎や脂肪からも分泌されます。卵巣ではコレステロールから男性ホルモンがつくられ、女性ホルモンに変換されて分泌されます。また、男女とも副腎からはＤＨＥＡという男性ホルモンを、また、皮下脂肪からはエストロゲンという女性ホルモンを分泌します。このように女性も男性ホルモンを分泌しているし、また、男性も女性ホルモンを分泌しているんです。

性ホルモンは胎児のうちからせっせと働き始めていますが、オギャーと生まれた後はいったん休眠します。そして再び活躍し始めるのは、女性ホルモンは八～一〇歳ぐらいから、男性ホルモンは少し遅れて九～一一歳ぐらいからです。これが第二次性徴、つまり思春期の始まり。やっぱり女の子のほうがおませなんです。

生物の基本仕様は女性。男性は後で男になる。先にオトナになるのも女性。男はいつも後からついてくるんですね。

第2章

女のカラダで起こっていること

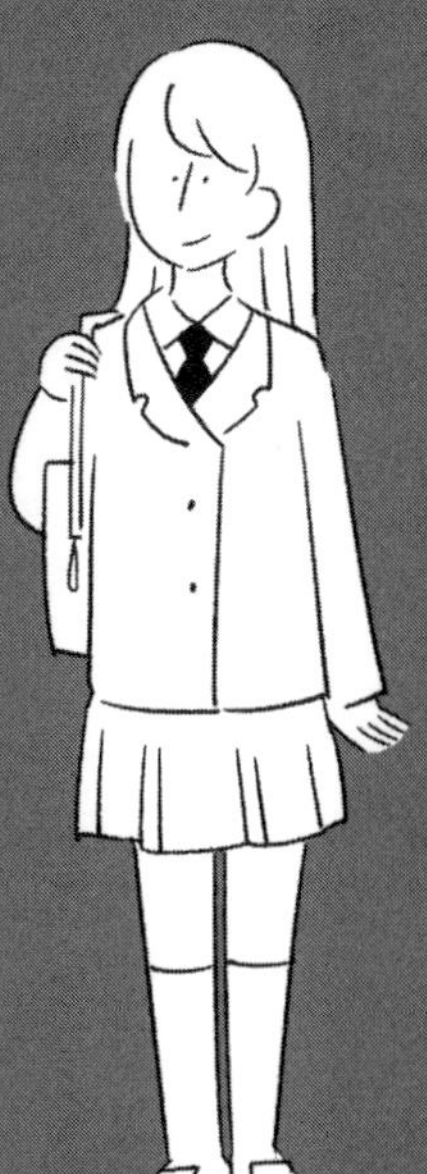

1 排卵についてきちんとおさらい

あなたの性の特徴、あなたのカラダの仕組み、あなたのカラダの中で起こっていることをもっともっと知りたいと思っていただけましたか。ここからは女性のカラダ、女性だけに備わる機能について学んでいきましょう。

私たちは生物として、その遺伝子を次の世代へつないでいく機能を持っているわけですが、だから子どもを産まなければいけないということでは決してありません。そこだけは誤解のないように、あらかじめ申し上げておきます。

では、ここでまた質問です。

第6問　あなたは、卵子が老化することをご存じでしたか？
第7問　では、精子も老化する？

第6問は、私が勤めるクリニックで開催している女性向けのセミナーでも参加者のみなさんに必ずお聞きしている質問です。二〇一二年にＮＨＫが特集番組を放送したことをきっかけに、**「卵子は老化する」**という事実はさまざまなメディアで取り上げられ、周知されたように思いました。しかし、現在でもセミナー参加者の約五割の人が「（こんなに妊孕率が下がるとは）知らなかった」と答えています。そこで、卵子のお話をしたいのですが、その前に比較のため、精子のお話をしましょう。

まず、第7問の正解は、精子も加齢とともに妊孕性が落ちる、すなわち**ＹＥＳ**です。予想どおり？　それとも意外でしたか？

ＷＨＯ（世界保健機関）の精液検査に、精子総数や精子運動率などの基準があります。統計によると、三〇代、四〇代、五〇代と次第に精子の総数も運動率も減っていきます。前章で、男性の精巣では毎日、何百万という新しい精子がつくられている、そこが女性との大きな違いであると説明しました。新しくつくられるのなら老化していないのでは？　と思われますよね。そう、精子は新しいのです。しかし、精子のおおもとをつくる精祖細胞という細胞が老化するのです。精巣の中では思春期以降、精祖細胞が分裂を繰り返して精子の親を増産するのですが、年齢を経て何度も細胞分裂を繰り返すうちに、細胞のコピーミスをしてしまうものと考えられます。

とはいうものの、射精一回で数千万個と桁違いに数が多い精子。精祖細胞は老化するとはいえ精子は日々新しくつくられるので、五〇代の精子でも二〇代の頃の七割の力をキープしており、十分妊娠は可能なんです。もっと言えば、七〇代、八〇代でお父さんになったという男性も珍しくありません。

一方、女性の五〇代というと、一般的に五〇歳ぐらいで閉経するわけで、閉経以降はもう排卵しない。したがって自然妊娠ができません。女性は年齢の影響をダイレクトに受けやすいという逃れようのない「生物としての宿命」、そしてこの男女の差が、女性たちを焦らせ、悩ませているのだと思います。

精子は新たにつくられるが、卵子というのは決して新しくつくられることはない。では、いつつくられるのかというと、私たち女性は胎児のうちから、その小さな小さな卵巣の中に既に「卵子の素」をつくっています。妊娠二〇週目ぐらいの胎児は約七〇〇万個も持っています。これをピークにその後は増えることなく、それどころかどんどん自然消滅していって、生まれる時点で約二〇〇万個になります。

そして何ということでしょう、思春期に生理が始まる頃には、その数は約二〇万～三〇万個にまで減っています。ずいぶん減ってしまうものですね。

さらにその後も毎日消えていき、卵巣の中の卵子のストックは、一つ年齢を重ねるごとに約一万数千個ずつ減り、三七歳で二万〜三万個になります。そして三七歳以降は減り方がなんと倍のスピードになってしまいます。ホント、減りますねえ……。

卵巣の中の卵子は卵胞という袋に、卵胞液に浸った状態で入っています。――なんだか早口言葉みたいですが、卵、卵、卵と「卵」のつく単語ばかりでこんがらがってしまわないように、してくださいね。

卵子が入った卵胞が成熟するまで

※AMHについては52ページから説明します

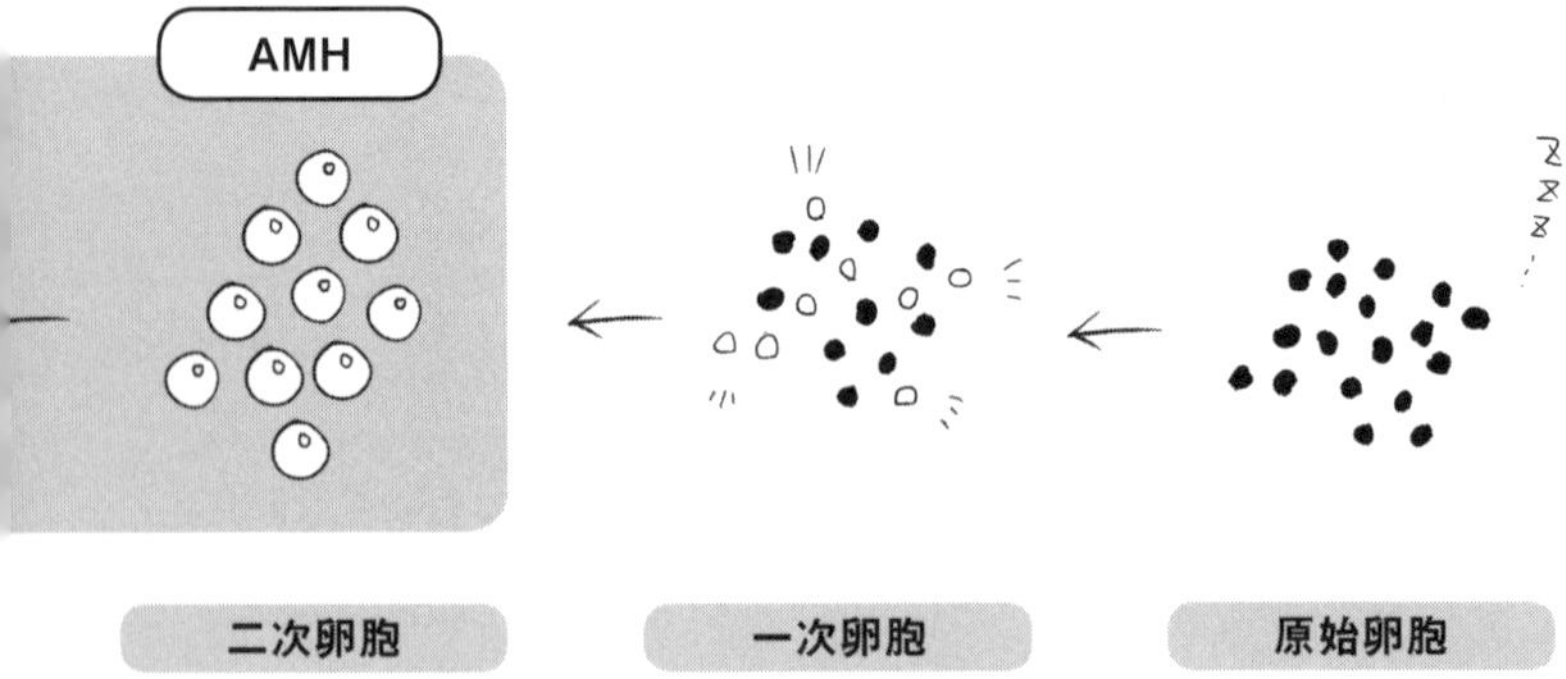

この卵胞の最初の状態を原始卵胞といいます。大きさは直径約〇・〇三ミリ、もちろん肉眼では見えません。

思春期になると脳の下垂体から黄体化ホルモン（ＬＨ）、卵胞刺激ホルモン（ＦＳＨ）が分泌され、卵巣で休眠状態にあった原始卵胞が目覚め始めます。全部いっぺんに目を覚ますのではなく、少しずつ起き出すのです。

原始卵胞はひと月（約二八日）あたり約一〇〇〇個が目覚め、発

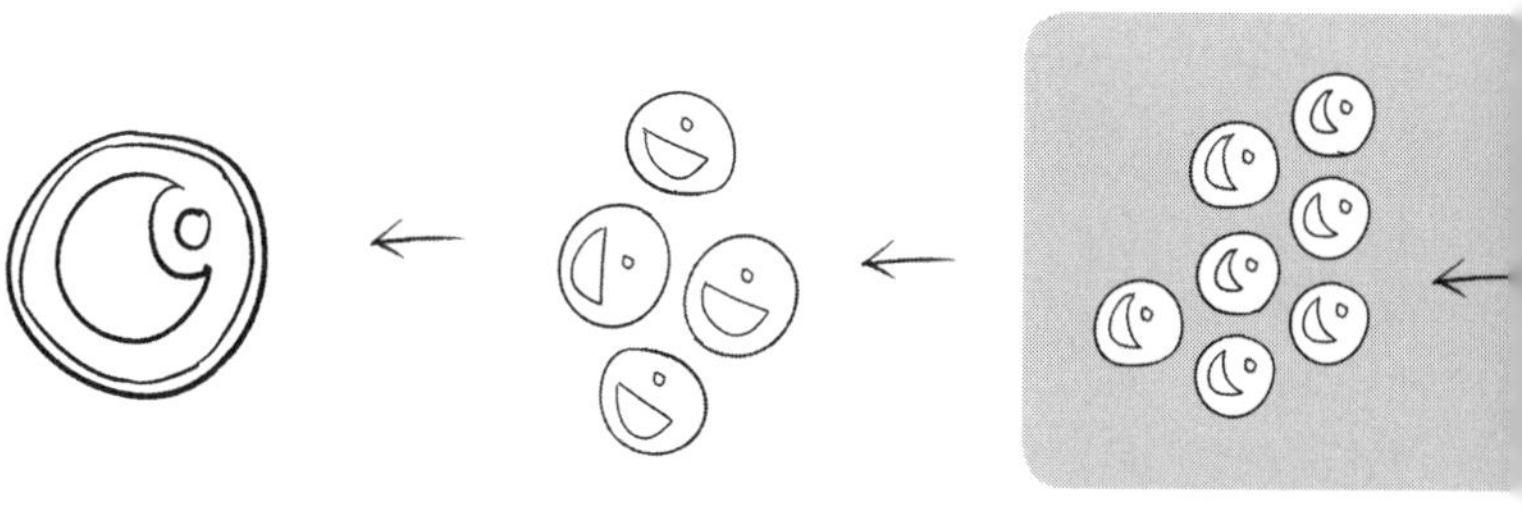

初期胞状卵胞

胞状卵胞

成熟卵胞

育を始めた「一次卵胞」、卵胞の壁の細胞が増殖した「二次卵胞」、卵胞の中で空洞を形成し始めた「初期胞状卵胞」、その空洞が完成すると「胞状卵胞」、と次第に数を減らしながら発育していき、月経時には数個〜二〇個ほどの胞状卵胞に淘汰されます。そしてその中から排卵できるのは最も成長の早かった一個のみ。ほかの胞状卵胞は月経周期途中で消えてしまいます。これは、多胎による早産を避けるための進化の結果と考えられています。

最後まで残った卵胞は直径二センチぐらいに成長・成熟すると、卵胞がエストロゲンをバンバン出します。そのエストロゲンを脳が感知し、今度は脳から**黄体化ホルモン**が分泌されます。これに成熟卵胞が反応して袋が破れ、中から卵子が「それ行けっ」と腹腔内に飛び出します。これが「**排卵**」です。卵巣の表面にプチプチが一個あり、そこがプシュッと割れて中のもの(卵子)が出るイメージです。

あ、ちなみに、第1章の第3問でお話しした「生理があっても排卵してない時」というのは、この最後の「プシュッ」ができていない状態なんです。

健康な女性でもそういうことがありますが、子宮内膜症があると「プシュッ」ができないケースがやや増えてしまいます。

このように原始卵胞が目覚めて一個の卵子を排卵するまでには六ヵ月ほどかかります。少しずつ目覚めては最も発育した卵胞から卵子一個を排卵する、また目覚めては一個排卵するということを繰り返しているのです。

2

話題のAMHって何？

ところで、一次卵胞から二次卵胞、二次卵胞から初期胞状卵胞へと卵胞が成長する段階で、卵胞からアンチミューラリアンホルモン（抗ミュラー管ホルモン）というホルモンが分泌されます。これが近年話題のAMH（アンチミューラリアンホルモンの略）です。

NHKが「卵子の老化」を特集して反響を呼んだのと同じ頃（二〇一二年）、フジテレビ系の朝の情報番組で「血液検査わずか1分で……妊娠は何歳まで？　卵子の数がわかる」というタイトルでAMHが紹介されました。このタイトルはウソということではないのですが、極めて誤解を招きやすいものでした。翌日からクリニックにはAMHの検査を希望する女性たちが殺到したのですが、その女性たちの多くは、ちょっと血液を採るだけで自分は何歳まで妊娠・出産することが可能か、それが科学的に証明されると思っていたのです。

結論から言うと、**AMHの値で妊娠率を測ることはできません**。卵子のストックがどのぐらいあるかという目安はつきますが、そもそも卵子の数の多さ＝妊孕性の高さというわけではないので、どうぞ誤解しないでください。

AMHは卵胞が発育する長い過程のごく初期の小さな卵胞から分泌されます。血液検査でAMHの値が高ければAMHがたくさん分泌されている、すなわち休眠状態から目覚めた状態の卵子がたくさんあることになります。成長を始める卵子がたくさんあるということになりますから、卵子のストックが多いと推定されます。逆に、AMHの値が低いと卵子のストックが少ない、つまり、閉経が近い可能性があるともいえます。ただし、あと何ヵ月で閉経するとか、何歳で閉経するとか、はっきりした数字は出せません。

女性は五〇歳ぐらいで閉経しますが、四〇代前半で閉経する人は約一〇％もいます。三〇代では一％、実は二〇代でも〇・一％弱の人が閉経しています。このうち四二歳以下で閉経する（正確には、一年間無月経になり、卵胞刺激ホルモンの数値が高い状態になる）ことを「早発閉経」といいます。

ＡＭＨの測定の目的の一つは卵子の数の〝多さ〟より、むしろ〝少なさ〟を確認することによって早発閉経の可能性を調べることにあります。たとえば、子どもを望んでいるのに早発閉経の可能性が高い人の場合は、どんなに若くても不妊治療を急いだほうがいい。ＡＭＨの測定はこういった診断の助けとなるのです。

また、アンジェリーナ・ジョリーさんが将来の発症リスクを恐れて乳房、卵巣と卵管を切除したことから有名になった遺伝性の乳がん・卵巣がんについて、その原因となるＢＲＣＡ遺伝子の変異がある場合にＡＭＨの値が低くなることから、最近、早発閉経との関連がいわれ始めています。

インターネット上には「年齢の割にはＡＭＨの値が高いから、まだまだ妊娠できる」「値が低いから妊娠はできない」といった情報や当事者の女性による書き込みが溢れています。まったくそんなことはありませんよ。値が低くても自然に妊娠・出産している人はたくさんいます。極端な話、卵子は一個あれば妊娠の可能性はあるわけです。逆に、値が高いから妊娠しやすいとか、妊娠できる期間が長いとか保証できるものではありません。

たとえば、多嚢胞性卵巣症候群（ＰＣＯＳ、ＰＣＯともいいます）という状態があります。二〇代～三〇代の女性にけっこう多いのですが、卵巣からのテストステロンという男性ホルモンの分泌が多く、卵胞がたくさんあるのに成熟卵胞にまで育ちません。だから排卵しにくく、不妊の原因になります。それでも成熟前の卵胞はたくさんあるわけですから、ＡＭＨの値は高く出てしまいます。

このように、閉経時期で問題になるのは卵胞の数、すなわち卵子の〝数〟

ですが、妊娠のしやすさについては〝数〟が問題ではありません。**カギを握っているのは、卵子の〝年齢〟なのです**。

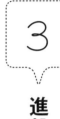

3 進撃の精子

さて、「排卵」の続きをお話ししましょう。

それ行けっ――さあ、卵子が腹腔内に飛び出してきました。ゆらゆらと待ち構えている卵管采（第1章で紹介したイソギンチャクです）は卵子をうまくキャッチできるでしょうか？

卵管が詰まっている場合は検査でわかり、治療することもできますが、健康な卵管が卵巣から排卵される卵子をキャッチできるかどうかは、残念ながら事前には調べようがありません。やろうと思えば、腹腔鏡手術でお腹の中の卵管の状態は見ることができます。でも、卵巣のどの部分から排卵するかは、毎回違うのです。左の卵巣から排卵するか、右の卵巣から排卵するのかさえも決まっていません。卵管のイソギンチャクがすぼんでいたり、排卵の時にどこかあさっての方向を向いていたりすることもあり、そうなるとちゃんと卵子をキャッチするのは難しいのです。

では、キャッチされ損なった卵子はどこへ行くのでしょう?

実は、卵管に行けなかった卵子は腹腔内で分解され、吸収されてしまいます。精子も同じ。せっかく腟を通り抜け、さらに子宮を通り抜けて卵管までたどり着いた精子は、そこでとうとう卵子と出会えなかった場合、卵管から外に向かって泳ぎ出て、やはり腹腔内で吸収されてしまいます。

排卵のタイミングさえ逃さずにセックスすれば、妊娠できると思っている人は非常に多いです。私の診察室でも、不妊治療にみえたカップルからよくこんな質問を受けます。「毎月セックスしているのに、妊娠しないのはなぜ?」

もう、おわかりですね。排卵された卵子は、卵管に精子がいても出会えないことがあるんです。

精子と出会えば、受精のチャンスです。

前の章で、女性の膣内に射精された精子には過酷な旅が待っているとお話ししましたが、卵管にいるのはその過酷な旅をしてきた精子です。というのも、精子は酸にとても弱いのです。それなのに、女性の膣内は内性器に細菌が侵入しないように強い酸性の粘膜で被われています。一度の射精で放出される精子は数億個といわれているのに、子宮の入り口に進むまでにこの酸にヤられてしまい、実に九割以上が死滅してしまうのです。生き残った精子は子宮内を卵管まで移動するのですが、子宮の細い入り口を通って中に入ることができるのは、射精された精子の一%程度です。そこから卵管までは約一七センチ。精子にとって自分の大きさの約三〇〇〇倍の距離を泳ぎ切らなければなりません。

こうして卵管にたどり着く頃には、精子は数十～数百個にまで数を減らし

卵子と精子が受精

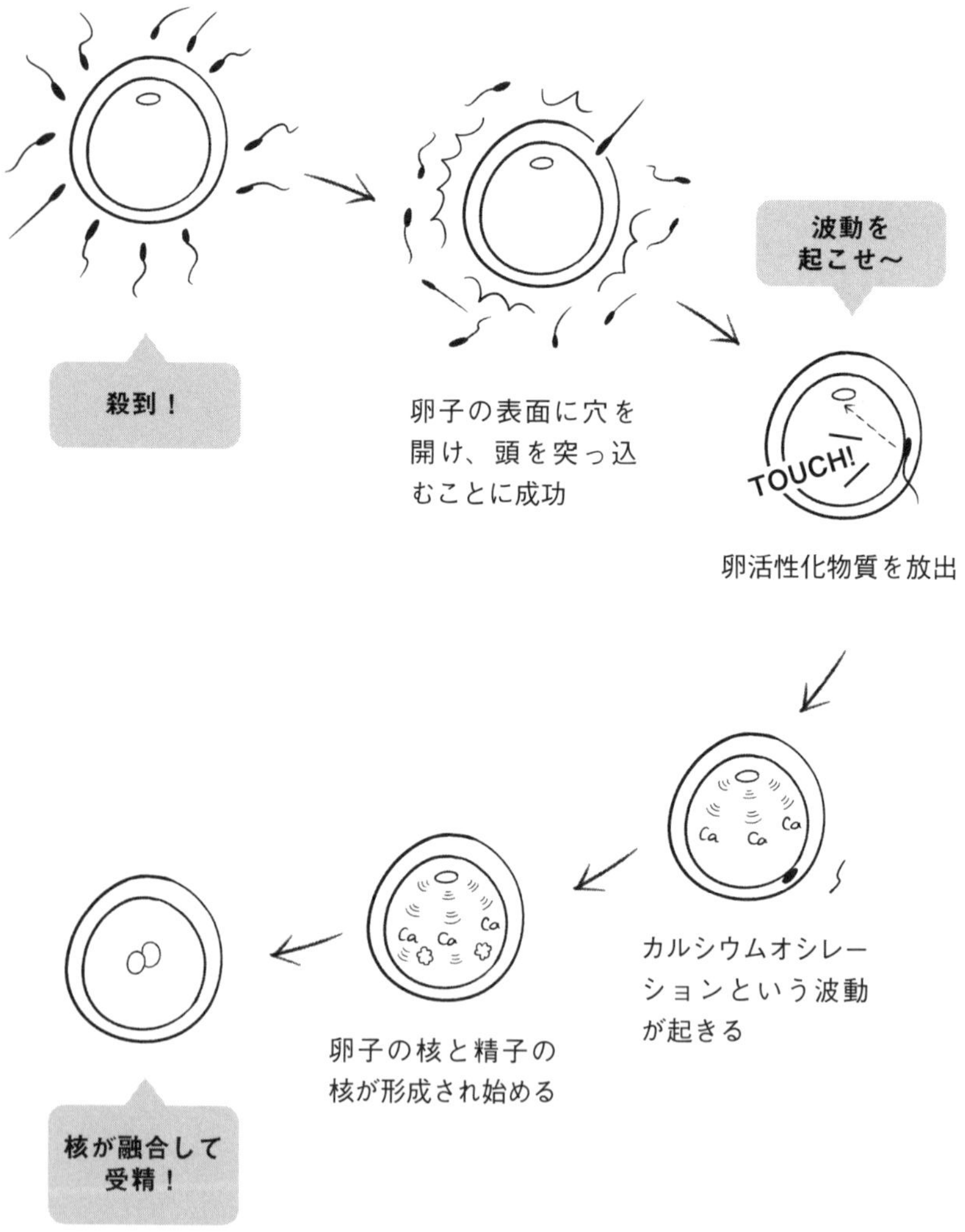
殺到！
卵子の表面に穴を開け、頭を突っ込むことに成功
波動を起こせ～
TOUCH!
卵活性化物質を放出
カルシウムオシレーションという波動が起きる
Ca Ca Ca
卵子の核と精子の核が形成され始める
Ca Ca Ca
核が融合して受精！

てしまいます。卵子同様、こちらも「それ行けっ」と飛び出した数億個が数百個に激減するのですから、これを過酷な旅と呼ばずして何と呼びましょうか。

ちなみに、この過酷な旅は時間にしてどのぐらいかかるかというと、射精後、最速で三〇分、一般的には二〜八時間です。この三〇分の間に、精子たちは生き残るための闘いを繰り広げているわけです。

さらに、卵管まで来ても折よく卵子がやってこなければ、つまり排卵がなければ、精子の過酷だった旅も成果なく終わります。もっとも、**卵子の寿命が一二〜二四時間**であるのに対し、精子は卵管内で三日、長生きの精子は五〜六日間生きているので、その間は卵子が卵管に来るのを待っていることができます。

卵子が卵管にやってくると、数十〜数百個の精子たちはその卵子に殺到します。卵子の大きさは直径約〇・一ミリ。精子はオタマジャクシのような形をしていて、頭の部分が〇・〇〇五ミリ、頭の部分から一本伸びたシッポの中間部（中片部）、先端の尾部（鞭毛）まで合わせると〇・〇六ミリ。ちなみに、ヒトに限らず哺乳類の精子はみなオタマジャクシ形で、大きさも似たようなものなんだそうです。

自分よりはるかに大きな卵子を取り囲んだ精子たちは、われ先に中へ潜り込もうとします。そのやり方はまず、頭部から酵素を出して卵子の表面を覆っている透明帯（タマゴの殻に相当します）に穴を開け、頭を突っ込もうとします。このうち一個が頭を突っ込むことに成功すると、その途端に卵子はバリアを張り、ほかの精子の潜入をブロックします。こうして頭を突っ込むことに唯一成功した精子は、シッポ（中間部・尾部）が切れて頭部のみが潜り込み、卵子の中の細胞膜に接着します。そこで卵活性化物質を放出し、卵子内のカルシウム（Ca）が波動を起こします。この波動をカルシウムオシレーションといいます。

カルシウムオシレーションによって卵子、精子はそれぞれ融合の準備を整え、卵子の持つ遺伝子が入っている核と、精子の持つ遺伝子が入っている核とが融合します。これが「**受精**」、まさに命の誕生の瞬間です。

——どうですか。直径約〇・一ミリというミクロの世界でカルシウムの波動が起き、命を呼び起こしているって、なんだかすごくないですか。

こうして生まれた受精卵（「胚」

受精から妊娠まで

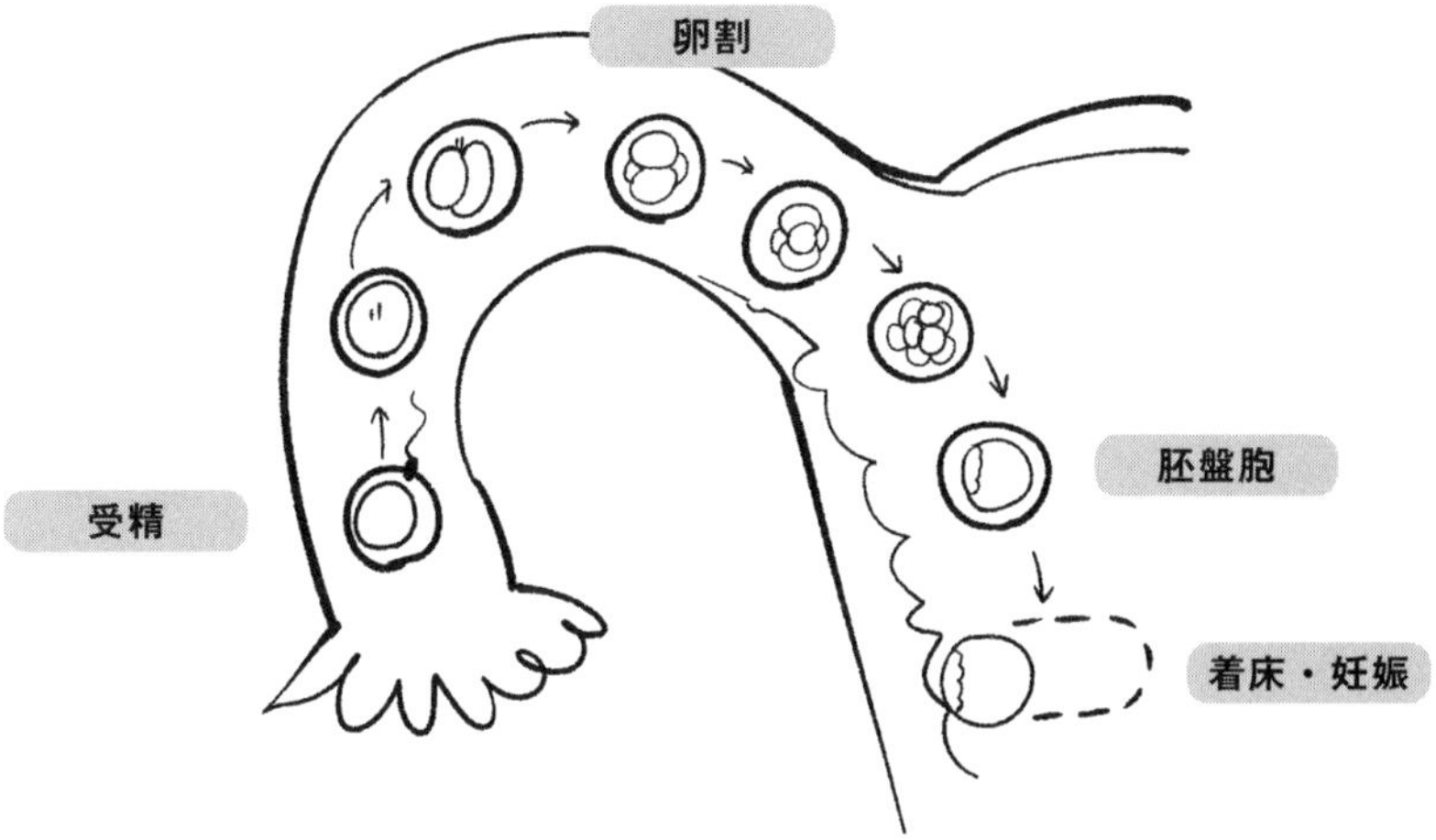

ともいいます）は、細胞分裂を繰り返しながら六〜七日かけて子宮に向かいます。この細胞分裂を「卵割」といいます。五〜六日目には、主に胎児になる細胞と胎盤になる細胞で構成される「胚盤胞」になります。子宮に到達した胚盤胞は二日ほど子宮内でプカプカ浮いて、孵化の準備をします。やがてこの時のために準備されたふかふかの子宮内膜のピノポードという突起（この時期にしか出現しません）に着床すると、子宮内膜に優しく包み込まれ、着床三日目に完全に埋没します。これで「**妊娠**」成立です。

ミクロの世界でのできごと、イメージできましたか。では、あらためてあなたに質問です。

第8問　赤ちゃんはどこから来るの？

この質問にはもう、答えられますね。

4

生理はなぜ起こるのか

ここで再び「排卵」の瞬間に時間を戻しましょう。排卵で卵子が飛び出すと、卵胞は抜け殻になりますね。その後どうなったのかというと、抜け殻にはまだまだ大事な仕事が残っていました。

抜け殻となった卵胞は「黄体」と呼ばれる物質に変化して、大量の黄体ホルモン（プロゲステロン）を分泌します。この黄体ホルモンは子宮内で子宮内膜に働き、柔らかくして受精卵が着床しやすくします。こうしてふかふかの内膜クッションが約一四日間スタンバっていますが、受精卵が子宮にやってこなかったり、あるいはやってきてもうまく子宮内膜に着床しなかった場合は、このふかふかクッションは次第に萎縮して剝がれ落ち、五〜七日間かけて膣、膣口から排出されます。これが「**生理（月経）**」です。

女性のみなさんはおそらく、小学生の時に初めて受けた性教育で「生理」について学んだのではないかと思います。生理が起こるのはこういう仕組みなのですが、よく理解できていなかった人もいらっしゃるのではないでしょうか。

「子宮筋腫」という病名はよく聞くでしょう。エストロゲンという女性ホルモンが作用して子宮に発育する良性の腫瘍で、成人女性の三～四人に一人が持っているといわれるほどポピュラーな腫瘍です。自覚症状がない、というより症状が出ていても自覚しにくいものなのですが、生理の仕組みをわかっていると、子宮筋腫の症状に気づきやすいのではないかと思います。

子宮筋腫のほとんどは子宮の筋肉の内にできますから、筋腫が膨らんでいくにつれて子宮内膜が引き伸ばされていきます。排卵後、子宮内膜にふかふかクッションができますね。ということは、筋腫が大きくなればなるほど、あるいは筋腫の数が多いほど、それを被うクッションの面積も大きくなっていくわけです。そのため、剥がれ落ちた際にはその分、生理の経血量が多くなります。

ところが、経血量が多くなったことには気づいていても、「なんか最近、生理が重いな」「まあ、こういうこともあるかな」としか思わない人が多いようです。ですから、検診で初めて筋腫があることを指摘されると、「そういえば経血量が多いけど、筋腫のせいだったんですか」と驚かれます。気づかないまま、筋腫がラグビーボールほどの大きさになっていた例もあります。さすがに下腹部がポッコリ出てくるのですが、それも「最近、太ったな」と思ってしまうんですね。

いくら良性の腫瘍とはいえ、放っておくと経血量が多くなるために貧血状態になり、日常生活にも支障をきたすようになります。大きな筋腫が膀胱や骨盤内の臓器を圧迫し、下肢がしびれることもあります。まれに、悪性の腫瘍が見つかることもありますから油断はできません。生理の経血量には普段から注意を払うようにして、いつもと違うようなら迷わず婦人科を受診してくださいね。

さて、受精卵の着床がなく、子宮内のふかふかクッションが剥がれ落ちて生理が始まると、卵巣ではまた次の成熟卵胞を育て、排卵する準備を始めます。この一連の排卵現象は約二八日周期で繰り返されます。ということは、自分がいつ排卵するか、あるいはいつ生理が始まるかということは十分予測がつくものなのです。って、そんなこと知っているわよ？　だから基礎体温のグラフをつけているわよ？　——失礼しました。でも、大丈夫ですか。グラフのよみ方、間違っていませんか？

5 基礎体温の正しいよみ方

「今日、排卵日なのにぃ〜〜〜」

これはあるドラマで、水野美紀さん演じる嫉妬深い妻が帰宅しない夫を恨んで叫んだセリフです。コワ〜イと話題になったのですが、ご覧になりましたか？　ほかのドラマでも「今日は排卵日だから、あなた、早く帰ってきてね」「わ、わかった」という朝の夫婦の会話が描かれることがありますが、どうやらドラマに登場する妻たちは、自分の排卵日を知るために**基礎体温**を計測しているようですね。

実際に患者さんたちのお話を伺っていると、かつては水泳部などの運動部の試合や合宿、旅行の日程が生理日にぶつかるかどうかを知りたい、あるいはカレシができたので安全日が知りたい（つまり、避妊のために）、などといった理由で基礎体温の計測を始める人が多かったのですが、最近ではそれとは正反対に、妊活の第一歩として排卵日を知るため、つまり、いつセックスをすれば妊娠できるかという効率的な性生活のために計測する人が増えてきたようです。でも、本当に基礎体温の計測だけで排卵日を知ることはできるのでしょうか。

まず、基礎体温についておさら

基礎体温の見方

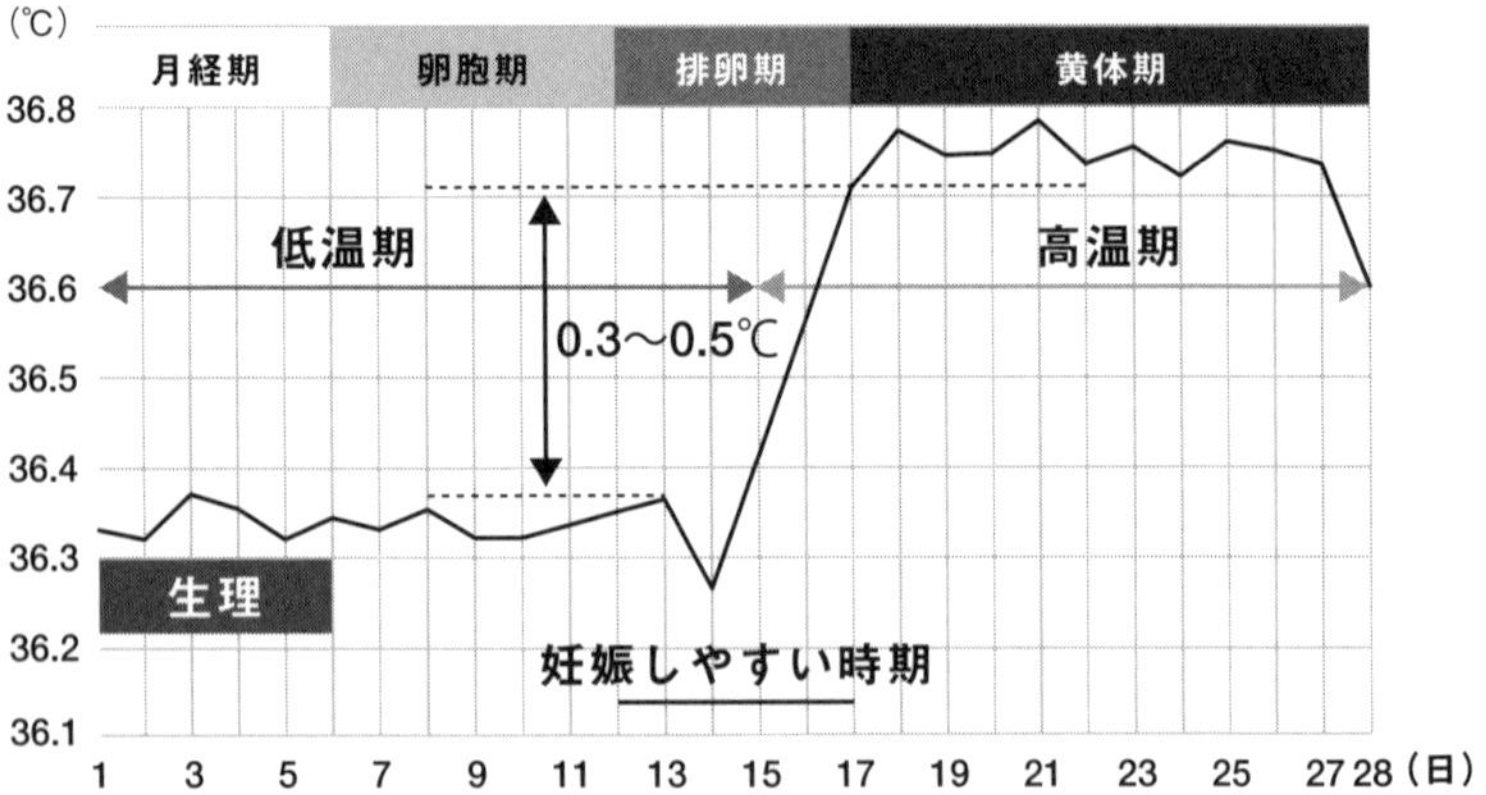

いしておくと、体温は周期的に変動し、排卵後にはごくわずかながら〇・三〜〇・五度上がります。そのため、一般的な体温計ではなく、〇・〇一度の差まで測ることができる基礎体温計（婦人体温計）で計測することをお勧めします。必ず舌下で測ってください。

基礎体温計の測定の注意書きには、「朝目覚めてすぐ、起き出す前に計測ください」と書いてあると思います。カラダを動かすと体温が上昇してしまうためですが、少々は大丈夫です。シャワーや食事はだめですが、トイレに行く程度は大丈夫。あ、忘れてた！　となっても、測ってくださいね。毎日一定の時刻である必要もありません。

これを毎日記録していくと、図（右ページ）のとおりグラフは二相を描きます。実際にはこんな教科書のようにくっきりと二相にはならず、毎日ガタガタした線になります。それでも一ヵ月もつけていると、ガタガタしたグラフながら平均はこの辺りかなというところを描いてくるはずです。低い相と高い相に分かれているでしょう。この低い相が、「低温期」。卵胞が大きくなって排卵する「卵胞期」です。高い相が「高温期」。排卵後の黄体ホルモンによる高温なので「黄体期」といいます。

このように、低い相と高い相が分かれて、その差が〇・三度以上あり、高い日が七日間以上あるようでしたら、排卵できていたということがわかります。

さて、第1章の第2問でもおたずねしましたが、あなたもグラフでグーッと下がった日がないから「排卵していない！」と思っていませんか。この低温期の最も体温が下がる日については、はっきりわからないことも多いのです。わかっていることは、基礎体温が上がるのは、黄体ホルモンによるということ。通常は、排卵後の空っぽになった卵胞が黄体になってからホルモンが分泌されるので、はっきりした高温期は排卵後二～三日目から始まることも多いです。

排卵後の卵子の寿命は約一二～二四時間。一方、精子の受精能力は約三日間です。ということは、排卵日の三日前、二日前、一日前、当日、一日後の計五日間が最も妊娠しやすい時期になりますね。でも、それなら高温期になる前ですから、第1章の第1問「高温期に入ったらセックスしても妊娠はしない？」の答えはYESのはずですが、私は先ほど、正解はNOであるとしました。

実は、「グーッと下がった日」があっても、そこが必ずしも排卵日とはいえません。実際に排卵日のデータを採ってみると、グラフが低温期から高温期に上がりかけている時に排卵しているのが五割、あるいは既に上がってしまった初日に排卵するケースも二割と少なくありません。ですから高温期の初日は、むしろ妊娠しやすい日ともいえるのです。

避妊したい場合は注意しなければなりませんし、逆に妊娠したいのであれば、グーッと体温が下がった日ではなく、低温期の後半から高温期の初めぐらいの間になるべくセックスの回数を多く持つといいでしょう。回数は多いほうがいいです。というのも、卵子が出会うのは新鮮な精子であるほうが妊娠しやすいということも明らかになっていて、男性の精子は毎日つくられていますから、一日だけでなく何日か回数を持ったほうが新鮮な精子と出会えるチャンスが多くなるわけです。

しかし、せっかく基礎体温を計測してグラフにつけていても、排卵日はその日が過ぎてからでなければわからない。当然、いつが排卵日の三日前、二日前、一日前なのかも事前にはわかりません。体温が上がってから、ああ、たぶん昨日か一昨日に排卵していたのね、と知ったところで水野美紀さんは、「一昨日、排卵日だったのにぃ〜〜」と叫ぶかもしれません。グーッと体温が下がった日が排卵日ではないなら、どうやって排卵日を知ればいいのでしょうか。

6 排卵日には恋するな

通常、排卵が起こってから次の生理までの長さは約一四日です。したがって、基礎体温グラフの周期が安定してきれいに描かれている人に限っては、シンプルに次の生理予定日から一四日マイナスした日が排卵日と考えられます。しかし、周期が一定でない人は、排卵までの低温期の長さが一定でないのです。排卵日は、月経の一〇日目から二一日目と幅があり、なかなか基礎体温だけで排卵日を正確に予測することは難しい場合もあります。

市販の排卵検査薬があることはご存じですか。排卵検査薬とは、尿の中に排出された黄体化ホルモン（ＬＨ）の数値を検出するもので、スティック状の検査薬に尿をかけ、陽性反応が出るかどうかを確かめます。

女性の体内では排卵期に入ると下垂体からＬＨが大量に分泌されます。これをＬＨサージ（サージとは「波動」「高まり」の意）といいます。不妊治療の経験がある方、妊活中の方はご存じですね。ＬＨサージが始まってから四八時間後、ＬＨピークが過ぎて低下したころに排卵が起こります。ですから、排卵検査薬で陽性反応が出始めると、だいたい明日か明後日に排卵が起きそうだなということがわかります。ただし、ＬＨサージが続くのは一四時間ですから、ちょうどこのタイミングで排卵検査薬を使用して検査できるかどうか。なにかと忙しい現代の女性には、なかなか難しいかもしれません。

正確に排卵日がわかるのは、超音波卵胞計測（経腟エコー検査）しかありません。排卵する前の卵胞はだんだん大きくなって、排卵するとプシューッとしぼんでしまうのですが、エコー検査では卵胞の大きさがわかります。もともと〇・〇三ミリの原始卵胞も、排卵数日前には一日に二ミリずつ大きくなり、二センチに成熟すると、「それ行けっ」と卵子が飛び出すのです。

もっとも、日常においては、排卵日を知りたいがために毎月エコー検査を受けるわけにもいきませんよね。

人間はこのように科学的に排卵日を知ろうとするわけですが、一方で、自然の摂理というのはたいしたもので、排卵日のころの女性、つまり妊娠しやすい時期の女性は、本人も気づかないうちにあるサインを出しているんです。

イギリスとチェコの共同研究で、男性に一九～三三歳の女性それぞれの排卵期と排卵期以外の顔写真を見せて、どちらが魅力的か選んでもらう実験をしたところ、排卵期の女性の写真を選ぶ男性が圧倒的に多かったのです。排卵の二～三日前には卵巣からのエストロゲンの分泌が増えるわけですが、この女性ホルモンが女性をさらに魅力的に見せ、男性を引き寄せる作用があると考えられています。エストロゲンは肌のつやをよくし、さらに瞳孔を少し大きくするということもやってくれます。そして男性は、黒目の大きい女性に引き寄せられやすいということがわかっています。このように、排卵期の女性に男性は惹かれるようにできている。女性にとって、**排卵期は「モテ期」**なんです。

でも、注意してくださいね。女性ホルモンによって私たちは、気づかないうちに男性にサインを出しているだけではなく、自分自身も操られていいます。女性は、エストロゲンがたくさん分泌されている**排卵期とそれ以外の時期では、好みの男性のタイプが変わるようなのです**。排卵期にはイケメンにときめいてしまうようなのですが、お心当たりはありませんか。それ、ホルモンのせいですよ。イケメンの特徴は左右対称性です。動物では左右対称のものは免疫力があり、生命力があると考えられています。しかし、イケメンタイプは浮気性でもあるようです。

排卵期、すなわちセックスで子どもができやすい時期は、イケメンを選びやすい。そして、排卵日以外のときは、誠実な善き夫・善き父になりそうなイクメンタイプに惹かれる。これを「進化心理学」を使って紐解いてみると、メスの本能としては「生物学的に優れたオスの子どもをつくり、別のオスに子育てを協力させる」ということになるのですが……この説が正しいのか、正しいのなら現代にも有効なのか。彼女の排卵周期、男性は知らないほうがいいかもしれませんね。

ともあれ、赤ちゃんのおむつ替えも厭わず、あなたと一緒に子育てをしながら平らかな家庭を築くことを最優先にする男性との結婚を望んでいるのなら、排卵期の一目ぼれにはご注意を！

7 男はなぜボン・キュッ・ボンが好きなのか？

　ところで、この「進化心理学」って聞いたことがありますか。心理学はそもそもの私の専門分野なので、少し説明しておきましょう。人間はほかの生物と同様に、環境に適応できるように進化を遂げてきたわけですが、人間の心理についても生物として生きるために適応の歴史を繰り返してきたと考え、それをロジカルに追究し、私たちの行動や心の動きの理由の説明をつけようとする学問です。

　男性たちがボン・キュッ・ボン（胸がボンッと大きくて、ウエストがキュッとくびれて、ヒップがボンッと大きい）の女性に色めき立つ理由もこの進化心理学で説明できるのです。人類の歴史を紐解くと、私たちの祖先がホモサピエンスとなってから二〇万年といわれています。二〇万年前、医学のイさえ生まれていなかった時代のこと、女性が妊娠しやすいかどうかの判断材料はウエストのくびれでした。妊娠中の女性はもちろん妊娠を望めないわけで、妊娠中かどうかはお腹が大きくなってウエストのくびれがなくなっていることで判断した、というわけです。

より妊娠しやすい女性を見分けるために、ウエストのくびれは大事だった。それが現代に至り、女性のひとつの美の基準になっている——進化心理学ではこのように考えられます。おもしろいでしょ。でも、このロジック、納得できますよね。

閑話休題。排卵日に関するさまざまな誤解を解いておきたかったため、排卵日ネタが長くなってしまいました。

もっとも、あれこれ言われなくてもご自分のカラダの変化によって排卵日を自覚している人も多いと思います。卵胞が大きくなってくると女性ホルモンが増えるので子宮頸管の粘液に変化が起こり、透明で伸びるおりものがたくさん出てきます。普段は子宮内に雑菌が入ってこないように粘度の高いおりものでふたをしているのが、排卵のころだけ精子が入りやすくなるのです。

また、排卵前後に、チクチクするような腹痛、腰痛といった排卵痛を感じることもあります。痛みの程度には個人差がありますが、強く出る場合は子宮内膜症（29ページ参照）が疑われますので、婦人科を受診してください。

排卵後の高温期になると、食欲が増したり、イライラしたりすることも珍しくありません。急激なホルモンの分泌の変化によって起こるもので、この症状が強いものを月経前症候群（ＰＭＳ）といいます。これも辛いようでしたら、いろいろ対処法がありますから、ガマンしないで受診することをお勧めします。

「基礎体温を毎朝計測しても、正確な排卵日がわかるわけではない」とさんざんお話ししてきましたが、基礎体温の計測に意味がないわけではありません。排卵日を事前に特定することはできなくても、排卵があったかどうかを知ることや、高温期・低温期のリズムが刻めているかどうかを知ることは大事です。**基礎体温のグラフをつけることはあなたの健康チェックのために大変有意義**ですから、ぜひ続けてください。

8

あなたは本当に生理不順？

　そして誤解といえばもうひとつ、生理不順についての誤解も解いておきましょう。産科・婦人科のクリニックでは初診の際に問診票に記入していただくのですが、そこでは必ず、生理について伺います。その際、「**生理不順**」の欄にチェックを入れる人が大変多いのです。でも、そのほとんどのケースは異常ではありません。

　生理の周期がぴったり二八日でない場合は生理不順なのかというと、そんなことはありません。**二五日から三八日までの周期であれば正常**の変動範囲なんです。三九日以上の周期が続く場合は「稀発月経」という生理不順であると考えます。

その原因として、特に二〇代～三〇代に多いのは、多囊胞性卵巣症候群（55ページ参照）です。卵巣に卵胞がたくさんできているのにもかかわらず、それが育ちにくく排卵できないというものです。どうやらテストステロンや黄体化ホルモン（LH、49ページ参照）が過剰に分泌し、卵胞刺激ホルモン（FSH、49ページ参照）とのバランスが崩れて卵胞の発育をうまく促せなくなってしまうようなのですが、排卵が起こらないと、排卵をさせようとしてさらにLHの分泌が増えることになり、ますますホルモンのバランスの乱れが大きくなるという悪循環に陥ってしまうのです。

また、肥満、特に内臓脂肪が多い人（いわゆる隠れ肥満）にも同じことが起こります。脂肪細胞は普通サイズの場合はアディポネクチンというインシュリンを助けるホルモンを分泌します。ところが、脂肪が溜まりすぎるとアディポネクチンが減ってしまうのです。すると、膵臓からインシュリンというホルモンがどんどん分泌され、それがテストステロンの働きを促すことになってしまい、多嚢胞性卵巣症候群になる、つまり、月経不順が起こります。

脂肪細胞はほかにもホルモンを分泌しているのですが、脂肪が溜まり過ぎるとその脂肪細胞の表面から炎症を起こすホルモンが出てきて、炎症を抑えるほうのホルモンが減ってしまいます。炎症を起こすホルモンが増えると高血圧、高脂血症になってしまうんです。内臓脂肪は本当に厄介なシロモノです。

かといって、瘦せ過ぎもよくありません。脂肪には内臓脂肪と皮下脂肪があることはよくご存じのことと思います。皮下脂肪は退治し過ぎないでください。女性の場合、皮下脂肪がある程度ないと、脳下垂体から黄体化ホルモンや卵胞刺激ホルモンが適切なリズムで分泌しなくなってしまうんです。みなさん、健康診断などでご自分のBMI（89ページ註1）をチェックされていると思いますが、肥満ばかり気にしないで、数値が低い場合も注意してください。**BMIが一八・五を切ると生理が止まる黄信号。**

先述のとおり、卵胞刺激ホルモンがエストロゲンの分泌を促し、エストロゲンによって卵胞が成育して排卵が起きます。そして排卵後に黄体ホルモンができ、生理が起こるわけですが（65ページ参照）、そもそも卵胞刺激ホルモンが増えてくるきっかけは、**体脂肪率が一七％以上になること**なんです。体脂肪率が一七％を超えないと生理が始まらない、つまり、初潮を迎えません。そして生理が始まってからも、痩せ過ぎて体脂肪が落ちると卵胞刺激ホルモンが分泌されなくなり、排卵も生理も止まってしまうのです。そのまま放置すると無月経になり、これを治療するには放置していた期間の三倍ぐらいの時間を要します。

女優さんやモデルさんはスレンダーでステキですね。特に若い女性たちは、あんな体型になりたいと憧れて真似をします。それで生理が止まってしまっては大変ですし、まれに、拒食症という病気のきっかけになります。モデルさんたちの影響力に鑑《かんが》み、ヨーロッパではBMIが一八以下のモデルさんはショーに出演することが禁止になりました。

とにかく、皮下脂肪をあまり嫌わないでくださいね。後述しますが、皮下脂肪はほかにも素晴らしい役割を果たしています。

生理不順は、不妊の原因になったり、放置しておくと治りにくくなったりするので、早めに婦人科を受診するようにしましょう。初期の段階であれば、医師の指導に従って食事、運動、生活習慣に気をつけるだけで、ほとんどの人は正常なホルモンバランスに戻り、排卵も始まるはずです。

また、稀発月経とは正反対に、生理の周期が二五日を切る場合は「**頻発月経**」という生理不順であると考えます。周期がだんだん短くなっていくようでしたら、卵巣の機能が落ちていることが疑われます。早発閉経の可能性もありますので、ぜひ婦人科を受診してください。

【註1】Body Mass Index：世界共通の計算式「[体重（kg)］÷［身長（m）の二乗]」で求める。ただし、肥満の基準は国によって異なり、日本肥満学会では一八・五以下を痩せすぎ（低体重)、二五以上を肥満としている。

9 卵子は自分と同い歳です

女性が排卵を一二歳で開始し、五〇歳まで繰り返したとして、単純に計算すると生涯に四百数十個の卵子が排卵されることになります。とはいえ、排卵によって卵子が飛び出してきたところを卵管がうまくキャッチし、卵子がそこにいられる一二～二四時間の内に精子と出会って受精し、うまく子宮で着床しなければ妊娠には至りません。簡単なことではないですね。

それでも女性が二〇歳の場合、一回の排卵周期で二五～三〇%が自然妊娠するというデータがあります。これが三〇歳では二〇%に下がり、四〇歳では五%以下です。加齢とともに妊孕性が落ちていき、特に四〇代から急降下するわけです。

先ほど、「妊娠は決して卵子の〝数〟が問題ではなく、カギを握っているのは卵子の〝年齢〟である」とお話ししました（56ページ参照）。卵子の年齢について詳しく説明しましょう。

私たち女性は、**母親の胎内にいるうちに卵巣の中に一生分の卵子をつくり終えている**わけです。ということは、消滅せずに残った卵子は私たちと一緒に歳を重ねていることになります。二〇歳の人の卵子は二〇歳、四〇歳の人の卵子は四〇歳。どんなに見た目や肌年齢、血管年齢、骨年齢などが若くても、卵子の年齢は自身の年齢と同じなのです。

卵子の年齢が高くなると、排卵が行われてもその卵子は卵子としての働きが弱くなっているケースが多くなります。これは防ぎようのない生理現象なんですね。もっとも、ここまではご存じの方もいらっしゃるでしょう。ではなぜ、加齢とともに妊孕性が落ちるのか、ご存じですか。

さあ、ここからは高校の「生物」の授業のようになってしまいますが、生殖細胞の基本を押さえておきましょう。

私たちのカラダは**約三七兆個の細胞**からできています。そのすべての細胞の源は一つの受精卵。つまり、たった一つの受精卵がコピー分裂を繰り返して私たちのカラダはでき上がっています。すべての細胞にはまるい核があり、その中に自分の個性を決める遺伝子が入っています。

遺伝子はＤＮＡの一部分です。伸ばすと約二メートルにもなる糸状のＤＮＡがぐるぐる折りたたまれたのが染色体です。一つの核の中の染色体は、四六本もあって、二本で一対、すなわち二三対になっています。二本のうちの一本はお母さんから、一本はお父さんからもらうのでしたね。

つまり、受精卵の二本一対の染色体の一本は卵子から、一本は精子からきています。では、精子と卵子の核の染色体はどうやってつくられるでしょうか。

精子も卵子も、それぞれ精子をつくる細胞、卵子をつくる細胞からできます。いわば母艦のようなものですね。その母艦の細胞が分裂をして増えていくのですが、普通のコピー分裂ではありません。まず、母艦細胞は自分の核の中で染色体をコピーして二倍に増やします。四六本の二倍ですから染色体は九二本になりますね。こうしていったん二倍に増やしてから、一度目の分裂をして、四六本の染色体を持つ新たな母艦細胞をつくります。この新たな母艦細胞が再び分裂し、今度は染色体が半分ずつ、二三本が一つの精子、卵子の細胞の核に入っています。

なぜ、普通の細胞のようにコピーするだけで増えていかず、まず二倍になるのか。それは、二倍になったところで遺伝子の組み換えをするのです。組み換えのパターンは何兆通りにもなり、これが何百万年も繰り返される間に、より環境に適した遺伝子が残ったと考えられます。

こういった細胞分裂の過程は精子も卵子も同じなのですが、一つだけ決定的な違いがあります。それは分裂の時期です。

精子は、母艦細胞が最初の分裂を始めるのは思春期になってからです。一方、卵子はお母さんの胎内にいる胎児期に、既に分裂が始まっているのです。卵子の場合はまず、母艦細胞が核をコピーして二倍の九二本の染色体を持つ細胞になるのは精子と同じなのですが、続けてすぐに細胞は二つに分かれません。**二倍になった染色体がクロスした状態で、卵巣の中で長い長い休憩に入ります**。

では、この休憩から目覚めて、一度目の分裂をするのはいつなのか。それはなんと、排卵の時なのです。思春期になって、**排卵の時に休眠から目覚めた卵子の母艦細胞が分裂を再開し、九二本から四六本の染色体を持つ細胞になります**。

そして**二度目の分裂をするのは、精子が入ってきた時、つまり受精の直前です**。そこで、ようやく二度目の分裂が起こり、二三本の染色体を持った卵子になります。つまり、卵子は精子の侵入によって初めて卵子として完成するといえます。

受精によって精子、卵子の二三本の染色体がそれぞれ対になって、四六本の染色体を持った受精卵が誕生するのです。ふーっ、やっと受精までたどり着きました。

以上が「生物」のおさらいでした。卵子は遺伝子交換のために染色体をクロスさせ、卵巣の中で何年も何十年も排卵できる日を待っている——ここがポイントです。

10 出産の適齢期とは？

そこで、加齢とともに妊孕性が落ちるという「卵子の年齢問題」ですが、そもそも女性の生殖年齢についてはご存じですか。**自然に妊娠できるタイムリミットは、閉経の約一〇年前**と考えられます。統計上、例えば五〇歳で閉経した人が最後に自然妊娠できたのは、平均すると四〇歳なんです。

そして、**その一〇年前が「妊孕性が落ち始める時」**なんです。ということは、閉経の平均年齢の五〇歳で閉経する人は、実は三〇歳から妊孕性が落ち始めている……。思ったより早くないですか。

日本生殖医学会では、女性の加齢と出産について、一七〜二〇世紀のアメリカ、ヨーロッパ、イランなど一〇ヵ所で調べられていた「女性の年齢と妊孕率の変化」の研究データを公開しています（下図）。妊孕率はやはり三〇歳から徐々に減少し、三五歳を過ぎると年々大きく減少するようになり、四〇歳からは急減します。これは、現代の妊孕率の変化とほぼ同じです。女性の年齢による妊孕性の低下は今も昔もあまり変わらない。つまり、長生きするようになったからといって、妊孕性が保てる期間も長くなっているわけではないんですね。

そのわけが、卵子にあるので

女性の年齢と妊孕率の変化

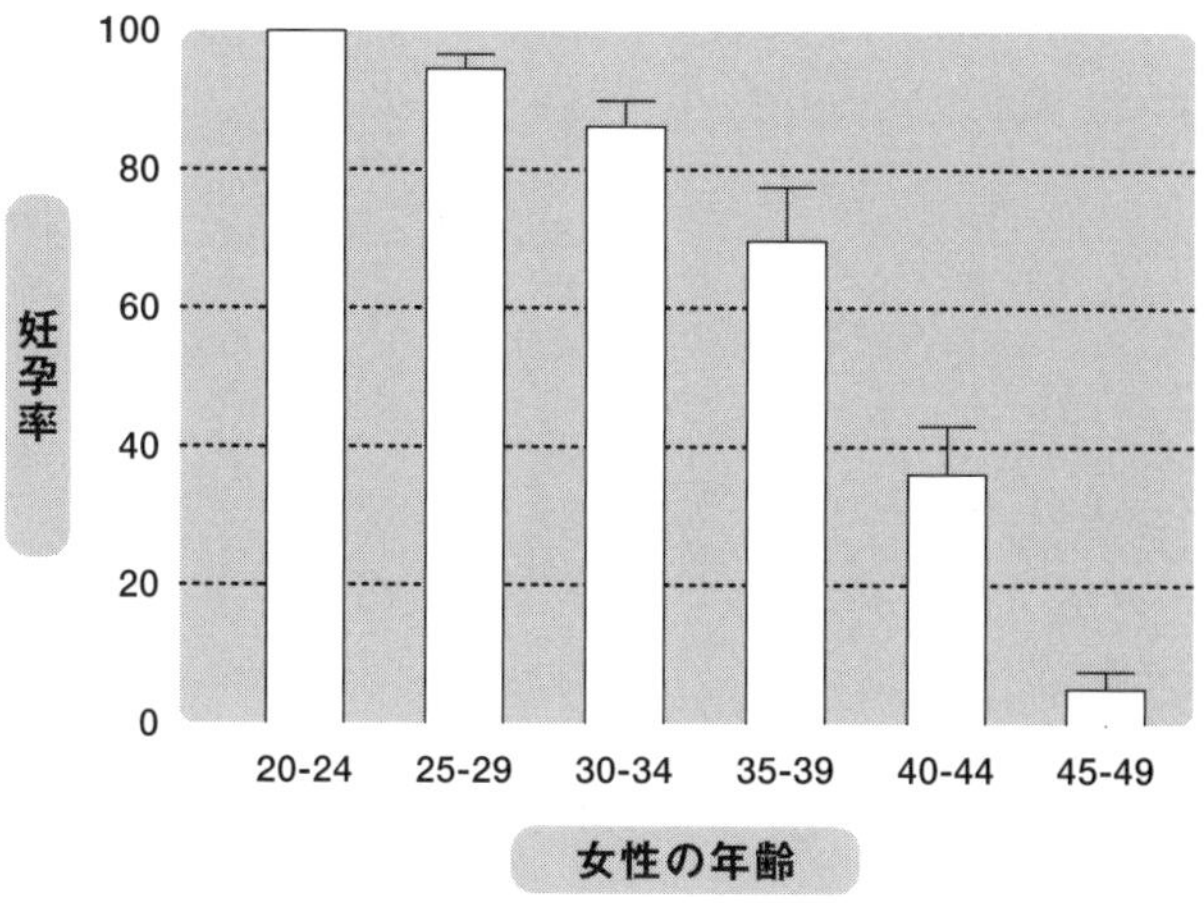

す。卵子は染色体がクロスした状態のまま、排卵の時を何年でも待っていま す。この排卵までの期間が長くなると、いざ分裂の時を迎えてもうまく均等に分かれないことがあるのです。そのため、分裂した細胞は染色体の数が一本多かったり、少なかったりする、いわゆる染色体の変異が生じます。すると、受精しても着床しなかったり流産してしまったりすることが増えます。自然淘汰という厳しい現実とはいえ、妊娠・出産に至らないのは残念なことです。

もっとも、卵子の染色体の変異というのは年齢に関係なく一定の割合で起こりますが、卵巣で排卵を待っている時間が長くなればなるほど、その割合が高くなるということなのです。一方、精子の染色体変異も発生します。しかし、一般に受精卵の染色体変異は、卵子に原因があるケースが九割、精子に原因があるケースが一割です。卵子が妊娠に果たす役割は大きいということですね。この客観的事実は理解しておきましょう。

かつては、子宮も加齢とともに老化すると考えられていました。しかし、現在では**子宮の着床力は年齢によって変化しない**ということがわかっています。これは他人からの卵子提供を受けて体外受精するという方法が広まっているアメリカでの調査で明らかになりました。体外受精において自分の卵子を使った場合は、自然妊娠と同じように三〇代後半から出産率が急激に下がりました。しかし、二〇代〜三〇代のドナーから提供された卵子を使って体外受精した場合は、四四歳の人でも二〇代と同じ出産率を得られたのです。

では、卵管はどうでしょうか。加齢とともに卵管の機能が衰え、排卵されても卵子をうまくキャッチできなくなるのではないか、心配ですよね。ただし、卵管は年齢よりもむしろ環境が大事で、子宮内膜症や子宮筋腫、あるいは感染症があると卵管が排卵した卵子をうまく取り込めず、妊娠率が五％ほど下がります。

やはり、**妊娠・出産のカギを握るのは卵子**なのです。ここまで卵子についいて見てきたとおり、生物学的には適齢期があり、三〇代前半までに妊娠・出産することが望ましいということは事実です。

ヨーロッパ生殖医学会の報告によりますと、自然妊娠で子どもを強く希望する場合、子ども一人を希望するなら三二歳、二人なら二七歳、三人なら二三歳に妊活を開始するよう勧めています。(子どもができたらいいなという程度なら、子ども一人なら四一歳、二人なら三八歳、三人なら三五歳で開始)。体外受精してでも希望するという場合は、子ども一人を希望するなら三五歳、二人なら三一歳、三人なら二八歳でスタートすることが望ましいとされます。

では、その適齢期を過ぎた女性は子どもを持つことを諦めなければならないのか。もちろん、そんなことはありません。現在の医療はそういう女性のために何ができるのか、そして、果たして女性はそもそも「産む性」であるのか、次の章以降で詳しくお話しします。

それにしてもこの第2章、生殖に関して小中学校の「理科」や高校の「生物」で学習してほしいこと、すなわち一二年分の性教育を詰め込んでしまったものですから、ちょっと長くなってしまいました。猛勉強（?）、お疲れ様でした。

ところで、あなたは産科・婦人科を受診したことがありますか。

第3章

産科・婦人科は女のミカタ

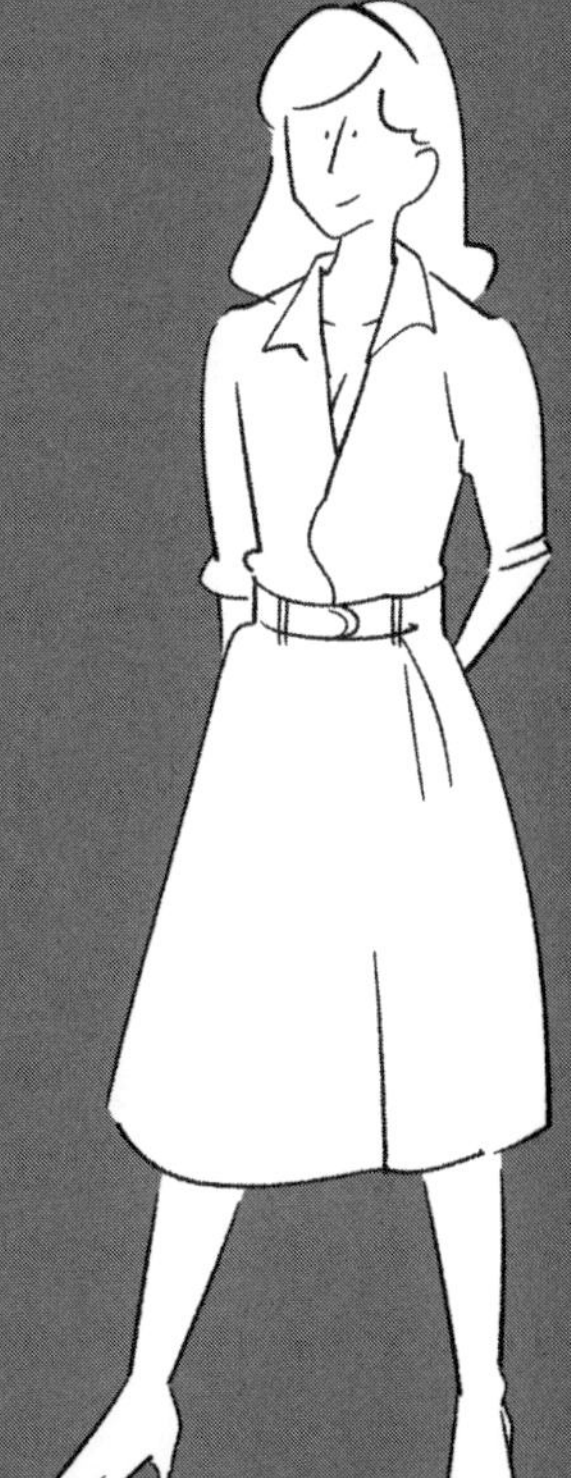

1 人気ナンバーワンアイドルの勇気

私がティーンエージャーだったころ、一世を風靡したアイドルといえば山口百恵さんです。今風のかわいいアイドルというよりは、ちょっと早熟でクールな女性として人気を博していたように思います。俳優の三浦友和さんと結婚するために二一歳で芸能界を引退した年、『蒼い時』（集英社、一九八〇年）と題した自叙伝を著し、ベストセラーになります。

私もすぐに購入して読みました。ご自身の複雑な家庭環境や初体験なども綴られていましたが、少しもスキャンダラスではなく、潔さ、清々しさに満ちた一冊でした。驚かされたのは、ご自分が婦人科を受診したということ、その理由、受診した時の状況や心理状態が詳細に描かれていたことです。下腹部の鋭い痛み、生理不順に加え、おりものの量が異常だったことなど、アイドルとして話すのはタブーとさえ思われるようなことを臆することなくよく書いたなあと思いました。

今は、よくぞ書いてくれましたとお礼を言いたい気分です。下腹部の痛み、生理不順、おりものの量、それらはすべて女性に普段から注意してほしいことであり、**違和感を覚えたら迷わず婦人科**を受診してほしいからです。

人気ナンバーワンのアイドルが「山口百恵」という本名のまま婦人科を受診することに、百恵さんのお母様は猛反対したそうです。そんなお母様の気持ちはとてもよくわかります。当時、妊婦でない若い女性が婦人科にかかるということは、好奇の眼で見られかねないことでした。それでも百恵さんは素顔を隠すこともなく大学病院を正面から訪ね、受付を済ませ、外来の待合室で大勢の患者さんと一緒に順番を待ち、内診を受けました。診断は卵管に起きた軽い炎症で、数日の服薬で治ってしまうようなものでした。そしてその日の夕方、恋人の友和さんからの電話に診断の結果を報告すると、彼は「よかった」とつぶやきました。

……いいですねえ。何がいいって、ちゃんと婦人科を受診したこともそうですが、恋人に生理のこと、おりもののこと、診察のことなど何もかも話していたこと、いえ、話せていたということ。話せていた関係が素晴らしいのです。彼がきちんと聞く耳を持っていて、彼女を応援してくれているのがわかります。

前の章で、私は盛んに「こんな時は婦人科を受診しましょう」と繰り返してきました。『蒼い時』から三七年の時が過ぎ、未婚女性にとっても産科・婦人科受診のハードルが少しは低く感じてもらえるようになったみたいです。でも、まだまだ内診については抵抗感を覚える女性がいるかもしれません。

モッタイナイですよ。産科・婦人科は妊婦さんだけのものではありません。**年齢を問わずすべての女性のためにある医療**ですから、これを味方につけない手はありません。百恵さんに倣って、みなさんも女性のカラダのちょっとしたことでも気になったら迷わず受診することができるように、産科・婦人科受診のコツをお教えしましょう。

2 産科・婦人科受診の心得

まずは服装です。周囲の反対を押し切って婦人科に行くという百恵さんに、お母様はひと言だけ言いました。

「フレアースカートをはいて行くように」

産科・婦人科の診察には、内診が必須です。患者さんには内診台というリクライニングシートのような診察台に乗ってもらい、膣口から指を入れて子宮口を確認する触診や、器具を挿入してエコー検査をしたりします（内診といいます）。ですから、下着のショーツを脱いだうえで、いわゆるM字開脚をしてもらわなければなりません。

パンツスタイルやタイトなスカート、ボディコンのワンピース、パンストなどを着用していると、それも脱がなければならないのです。その点、フレアースカートとソックスの場合はスカートをはいたまま内診を受けられるので、気恥ずかしいようなストレスは減ります。もちろん、パンツスタイルの場合でも、下半身スッポンポンになるわけではありません。ちゃんと検診用タオルなどを掛けてもらえますので、ご心配なく。

また、特に妊婦さんの場合は、貧血がないか、診察の際に指の爪を見ることもありますので、できればマニキュアやネイルアートなどは落としておきましょう。

病院やクリニックはどこでも初診の際には問診票への記入を求められます。産科・婦人科の場合は、初潮の年齢、閉経の年齢、直近の生理日（○月○日から○日間）、生理の周期（初日から次の生理までの日数）と期間（何日続くか）、生理の量や痛みの程度、セックスの経験の有無、妊娠経験の有無は必ず質問されると思っていいでしょう。急に聞かれても「……」ですよね。思い出して準備しておきましょう。不妊治療の場合は、パートナーについて聞かれることもあります。クリニックのサイトから問診票をダウンロードできるようになっている場合は、事前に記入を済ませておくことをお勧めします。

もし、基礎体温を記録しているのであれば、ぜひお持ちください。診察の際に強力な助けとなります。また、内診や細胞を採取する検査などでほんの少し出血することもありますから、生理用ナプキンを一枚携行したほうがいいでしょう。

これで準備万端。さあ、クリニックへGOです。

さて、診察室でいざ内診台には乗ったものの、「痛い」のではないかと、緊張で固まってしまう人もいます。ちなみに、痛みの感じ方にバージンであるかどうかは関係ありません。一度痛い思いをすると、産科・婦人科から足が遠のいてしまうようですが、内診を受けるにはコツがあるんです。

こんな感じの問診票です

☆月経について伺います。
①初潮は（　　　）歳、 閉経は（　　　）歳
②直近の月経は？（　　　）月（　　　）日から（　　　）日間
③月経の周期は？（　　　）日周期　or　不順
④出血量は？　少ない・普通・多い・２～３日目のみ多い・
ドロッとした塊が混じる
⑤生理痛は？　ない・少しある・服薬しないとつらい・学校や会社を休む

☆プロフィールについて伺います。
①身長（　　　）cm、 体重（　　　）kg
②タバコは吸いますか？　吸う（1日　　　本）・吸わない・禁煙した
③お酒は飲みますか？　飲む（　　　　ml ／日・週・月）・飲まない
④アレルギーはありますか？
くすり（　　　）・注射・アトピー・花粉症・食物（　　　）・金属・
その他（　　　）
⑤喘息はありますか？
⑥風疹にかかったことがありますか？
⑦既往症（持病）はありますか？
⑧身内に乳がん・子宮がん・卵巣がんの人がいますか？
⑨子宮がん検診を受診したことがありますか？
ない・ある（直近の受診　　　年前）

☆結婚・セックスなどについて伺います。
①結婚歴がありますか？　ない・ある（　　　）歳
②性交の経験がありますか？
③現在、パートナーがいますか？
④妊娠歴がありますか？　ない・ある（出産・自然流産・中絶）
⑤出産歴がありますか？　ない・ある（　　　）歳、（　　　）歳、（　　　）歳
⑥基礎体温をつけていますか？

☆パートナーの方について伺います。
①年齢（　　　）歳
②風疹にかかったことがありますか？
③既往症はありますか？

それは、内診台の上でダラ〜〜〜ッとすることです。「もったいぶって、コツってそれだけかいっ」――そんな声が聞こえてきそうです。でも、それだけなんです。

第1章で、膣口や膣は大変柔軟性があるとお話ししました。一般的な内診では、耳鼻科検診で鼻の穴をパコッと広げる時に使うようなクスコーという器具で膣を広げます。この時、おしりに力が入ると、肛門括約筋という肛門を締める筋肉が働きます。膣は肛門括約筋にはさまれているので、おしりに力が入り、肛門をキュッと締めようとしてしまうと、膣壁も締まってしまうのです。

そうすると、膣にクスコーを挿入したり広げたりした際に痛みを感じてしまいます。反対に、おしりの筋肉を緩めてあげると膣壁も緩むので、ちっとも痛くありません。ですから、もし緊張して力が入ってしまうようであれば、意識しておしりの力を抜き、ひたすらダラ〜〜〜ッとしていてください。そのほうが、あなたも楽だし、私たち医師の側もやりやすいのです。

ダラ〜〜〜ッとしていてくれれば、通常の内診は短時間で済んでしまいます。婦人科検診の場合などは、あっという間ですよ。その短時間の内診によって、腟、子宮、卵管、卵巣に炎症や病気の兆候がないかわかるのですから、ぜひ、ダラ〜〜〜ッと診察を受けてくださいね。

こんな時は婦人科へGO!

どんな時	疑われる病気	内診ありorなし
貧血・自覚はなくても健康診断で「貧血」の所見がある	経血（生理で出る血液）の量が多いことに気づいていないかもしれません。子宮筋腫の可能性があります。安易に鉄剤の服用だけで済ませずに原因を突き止めましょう	○
便秘が長く続く	子宮筋腫、卵巣嚢腫、卵巣がんなど婦人科系の病気にる場合もあるので、念のため受診しましょう	○
おりものが多い	おりものは女性ホルモンの作用によって出るものなので出ること自体はまったく問題ありませんが、いつもより量が増えたり、かゆみを伴ったりする場合は腟炎の可能性があります	○
おりものが臭う	多くの場合は雑菌が原因で、腟錠（腟口から挿入する座薬）で治療します	○
水っぽいおりものが常に多く出る	排卵時に出るのであればまったく問題ありませんが、常に多く出る場合は性感染症、子宮頸がんの可能性があります	○
茶色のおりものが出る	ホルモンバランスの乱れによる場合もありますが、子宮頸がん、子宮体がん、性感染症、子宮頸管ポリープ、子宮腟部びらんなどの病気の可能性もあります。また、妊娠に関係する出血がある場合もあります	○
生理以外の出血がある（不正出血）	同上	○
セックスで出血する	同上	○
外陰部がかゆい	カンジダ腟炎である場合が多いのですが、性感染症の可能性もあります。慢性化することがあるので早めに治療しましょう	○
生理痛がある・生理前に痛みがある	生理痛があるというのはごく普通のことですが、痛みがひどくなってきた場合は子宮内膜症の可能性があります。生理前の痛みについても同様です	○
セックスが痛い（性交痛）	子宮後屈（病気ではありません）の場合もありますが、子宮内膜症の可能性もあります	○

どんな時	疑われる病気	内診あり orなし
下腹部が痛い	排卵時であれば排卵痛かもしれません（病気ではありません）。そうでなければ内科系の病気、虫垂炎（右側が痛い場合）、便秘、膀胱炎、性感染症、卵巣囊腫、子宮内膜症、妊娠中の痛みのほか、稀に妊娠に気づかずに陣痛が起こっているケースも。いずれにせよ激痛の場合は救急病院へ	○
経血の量が多い（日中も夜用ナプキンが必要）	子宮筋腫の可能性があります	○
生理がこない	妊娠でなければ、ホルモンバランスが乱れている可能性があります	△
生理の周期が24日以下	排卵が不規則になっている、あるいは無排卵の可能性があります	△
生理の周期が39日以上	同上	△
生理の周期が７日以上変動する（ずれる）	同上	○
生理が１週間以上続く	排卵していない場合があります。子宮筋腫の可能性もあります	△
生理不順に加え、ニキビが多い、ムダ毛が多い、BMIが25以上あるなど	多囊胞性卵巣症候群（PCOS）の可能性があります	△
生理前のイライラ、不眠	月経前症候群（PMS）の可能性があります	△
下腹部周りが太った、腹部に違和感がある	子宮筋腫、卵巣囊腫、卵巣がんの可能性があります	○
突然カーッと熱くなったり、汗が大量に出たりする	更年期障害の可能性があります。更年期外来か婦人科へ	×
閉経後の骨粗しょう症が心配	更年期外来か婦人科へ	×
子宮頸部がん検査・検診	症状のない場合でも２年に１回は検査を受けましょう	○
子宮体部がん検査・検診	40歳以上で不正出血がある場合は検査を受けましょう	○
乳がん検査・検診	乳腺外科、外科で検査しますが、乳房超音波による検査を行う婦人科クリニックもあります	×
排尿時に痛みがある、頻尿、尿が濁っている	膀胱炎。婦人科でも診察できます	×
痔かもしれない	肛門外科の受診に抵抗がある場合は婦人科へどうぞ	×
AMHの値を知りたい	不妊治療を実施しているクリニックで調べることができます	×

3 いまや一九人に一人が体外受精ベビー

冒頭で自己紹介させていただいたとおり、私は不妊治療を専門とする産婦人科医です。したがって、患者さんは子どもを産みたい、でもなかなか授からないという人たちです。日本にはそんなご夫婦がどのぐらいいると思いますか。実に、五・五組に一組のご夫婦が不妊の検査・治療に医療機関を訪れているのですよ（国立社会保障・人口問題研究所調べ、二〇一五年）。

そしていまや、不妊治療の一つである「体外受精（顕微授精を含む）」によって年間五万一〇〇一人が誕生しています（日本産科婦人科学会調べ、二〇一五年）。これは**新生児の一九人に一人**ということになります。

イギリスで世界初の体外受精ベビーが誕生したのは、一九七八年七月のことでした。ルイーズと名付けられたその女の子は、世界一有名な赤ちゃんになりました。しかし、当時は「試験管ベビー誕生」と大々的に報道され、赤ちゃんの健康は大丈夫なのか、生命倫理上の問題がある、神の領域を侵す行為ではないかとコメントする識者が大勢いて、体外受精という技術は歓迎されなかったのです。それどころか、ルイーズちゃんを誕生させた産婦人科医のパトリック・ステプトー（一九一三〜一九八八年）と生理学者のロバート・ジェフリー・エドワーズ（一九二五〜二〇一三年）は、石もて追われるような目にも遭いました。

（し、試験管って？）

高校四年生（肺結核の治療のため一年間休学していたものですから）だった私は試験管の中に小さい赤ちゃんがいるところを想像してしまいました。「試験管」と「ベビー」という単語の組み合わせは、それほど意外かつインパクトがありました。

日本ではそれから五年後の一九八三年一〇月、東北大学医学部付属病院において体外受精による赤ちゃんが誕生しました。以後、日本で体外受精によって生まれた赤ちゃんは累計四八万二六二七人に上っています（二〇一五年現在）。私の子どももその一人。おかげさまで元気いっぱいに育ち、目下ゲームに夢中な中学一年生をやっています。

ちなみに、ルイーズちゃん——もう三九歳のレディなのだからルイーズさんですね——も健やかに成長し、今では二人の男の子のお母さんです。二人とも自然妊娠によって生まれたそうです。ルイーズさんには、やはり体外受精で生まれた妹がいて、彼女も自然妊娠によって、お姉さんより一歩早くお母さんになりました。そしてエドワーズ博士には二〇一〇年、まことに遅きながらノーベル生理学医学賞が授与されました。医師のステプトーも存命であったら、一緒に受賞していたはずです。

体外受精という技術は、望んでも子どもを持てなかった人たちにとって福音となったことは間違いないのです。では、この「体外受精」とはどういうものなのか、そもそも「不妊治療」とはいったい何をするのか。ここからは体外受精も含めた不妊治療全般について、そして生殖医療の最前線についてご紹介していきましょう。

4

不妊治療って何をするの？

不妊について、日本産科婦人科学会では以下のように定義しています。

生殖年齢の男女が妊娠を希望し、ある一定期間、避妊することなく通常の性交を継続的に行っているにもかかわらず、妊娠の成立をみない場合を不妊という。その一定期間については一年というのが一般的である。

なお、妊娠のために医学的介入が必要な場合は期間を問わない。

以前はこの「一定期間」は「二年」とされていたのですが、WHO（世界保健機関）をはじめとする海外の諸機関の定義に合わせ、二〇一五年からは「一年」になりました。もっとも、きっちり一年待つ必要はありません。子どもが欲しいと思い始めた時点で女性が三五歳を過ぎていたらなるべく早く、また、女性が若くても早発閉経の兆候があれば、すぐにでも治療に取り組むべきです。

不妊治療を受けるというと、自分は女性として、あるいは男性として欠陥があるのではないかと思う人もいます。いいえ、まったくそんなことはありません。「不妊」を病気とは考えず、「不妊治療を受ける」とは「子どもが欲しいという希望を叶えるための技術を利用すること」と考えていただきたいのです。そういう気持ちで私たちを利用していただければと思っています。

では、不妊治療って何をするのか、ご説明しましょう。

タイミング法

女性が排卵するのは二八日に一回きりです。その卵子がカラダの中で生存するタイムリミットはわずか一二～二四時間。この間に卵管内で精子と出会うことができれば受精のチャンスがあります。そこで、この**最も受精しやす**

いタイミングをきちっと計測してセックスするようにしましょう、というのがタイミング法です。

卵子の寿命は最長で一日ですが、精子の生存期間は二〜三日あります。長いものでは五〜六日間も受精能力のある精子もいます。ですから排卵日と予想される日の二〜三日前から毎日セックスの機会を持ち、精子が卵管で卵子が来るのを待ち受けるという状態をセッティングしてあげればいいのです。

子どもが欲しいなら、深く考えずに次の月経予定の二週間前から三日前の間にセックスしてみてください。回数はできれば多いほうがいいでしょう。毎日機会を持つと精子の数は減りますが、新鮮な精子が射精されます。

ただ、多忙だし、毎日セックスする体力も気力もないですって？　そうですよね。もっと効率よくセックスできるように排卵日を知りたい場合は、尿で調べることができる市販の排卵チェッカーがあります。

受診できるようであれば、クリニックで卵胞の育ち具合を超音波で見てもらいましょう。クリニックでは経腟エコー検査（直径二センチほどの超音波器具を腟内に挿入して行う）や、尿中のホルモン検査、子宮の粘液検査などによって総合的に排卵日を推定します。そのため、女性は月に数回の通院が必要になりますが、患者さんの負担はこの「通院することだけ」といっていいでしょう。

また、排卵の時に精子が子宮入り口に到達できるかどうかは、フーナーテスト（註2）（135ページ）という検査で調べることができます。

人工授精（AIH）

人工授精というと、ちょっと治療感が出てきますね。「人工授精」と「体外受精」を混同する人も珍しくないのですが、人工授精は〝受精〟ではなく〝授精〟、すなわち**人為的に精子を授ける**という意味です。そしてAIHはArtificial（人工的）insemination（授精）with husband（夫）、つまり、夫の精子を子宮に入れることです。

　セックスによって膣内に射精された精子の九割以上は膣内の酸によって死滅し、子宮まで到達できません。この精子にとっての受難を避けるために、元気な精子を子宮に直接注入するのです。こうすることによって、「卵管に到達して卵子が来るのを待ち受ける精子」の数を増やします。

　男性にマスターベーションで精液を採取してもらい、精子洗浄液で洗浄し、遠心分離器にかけて元気な精子を回収し、カテーテル（医療用の柔らかいチューブ）で子宮内に直接注入します。人の手によるのはここまで。注入された精子がうまく受精するか、その後胚盤胞になって着床するかどうかは、自然の成り行きに委ねます。

　時期はやはり、女性の排卵日前～排卵日ごろ。タイミング法と同じですね。女性は排卵日を推定するための検査がありますから数回通院してもらいますが、人工授精当日の注入自体は数分で終わり、入院の必要はありません。また、ほとんどの人は注入の際の痛みを感じることもありません。女性はこの場合も、ダラ〜〜〜ッとしているのがコツです。

治療の対象は、フーナーテストで精子が少なかった場合、精子の運動率が低い場合、子宮の粘液が少ない場合、タイミング法で結果が出なかった場合、性交渉しにくい場合などです。男性の場合、特に「排卵日をねらって性交渉を！」と言われると、プレッシャーでなかなかセックスできない人も多いのです。そんな時は人工授精も併用し、「余裕があれば、人工授精の前日か翌日に性交渉を持ってください」とお願いすると、精神的に楽になることもあるようです。

人工授精後、卵子が卵管にキャッチされて入ってきているかどうかは、わかりません。一回の人工授精の妊娠率は五〜一〇%ぐらいです。回数を重ねるごとに妊娠率は上がりますが、六回行っても妊娠に至らない場合は、それ以上繰り返しても確率はあまり上がりません。ですから、人工授精は六回までを目安にして、妊娠しなかった場合は後述の体外受精に治療法を切り替えることが多いです。

体外受精

こちらは〝授精〟ではなく〝受精〟です。

受精するにはまず、精子と卵子が出会わなければなりません。しかし、タイミング法や人工授精で女性の体内に入った精子が卵管にたどり着くことができても、第2章でお話ししたように、一方の卵子のほうが必ず卵管に取り込まれているわけではありません。つまり、タイミング法や人工授精では、必ずしも精子と卵子が出会えるとは限らないのです。また、出会っていたとしても、受精するかどうかは確実ではありません。そこで、この**「精子と卵子の出会い」から「受精する」ところまで**を人が手助けするというのが体外受精であり、これこそが「不妊治療の切り札」と言われているものです。

方法には「コンベンショナル」と「顕微授精」の二つがあります。

a　コンベンショナル（媒精）

一般に「体外受精（ＩＶＦ）」とは、こちらの「コンベンショナル」方式をいいます。男性から精子を、女性から排卵直前の状態まで育った卵子を採取し、シャーレの培養液の中で受精させ、培養し、発育した胚（受精卵）を子宮に移植するという方法です。ルイーズさんもこの方法によって誕生

コンベンショナル

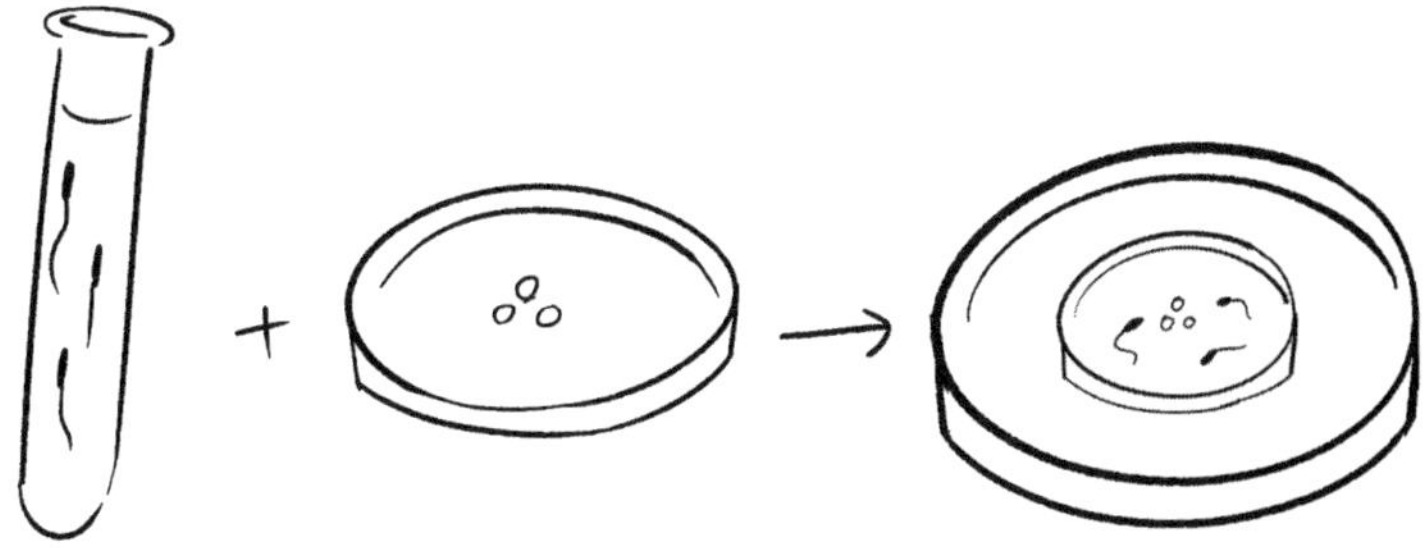

たくさんの
精子と

採取した
卵子を

媒養液の中で
出会わせる

しました。彼女は「試験管ベビー」と呼ばれましたが、試験管なんか使われていないのです。使用するのはシャーレです。

では、具体的には何をするのか。自然妊娠の場合と照らし合わせつつ、コンベンショナル方式の体外受精による妊娠までのプロセスを見ていきましょう。

【自然妊娠の場合】①女性の血液中に分泌されたホルモン（黄体化ホルモン、卵胞刺激ホルモン）の働きによって卵巣で卵胞が育ち、そのうちの一個だけが成熟卵胞になる。

これが排卵に向けて、つまり妊娠に向けてのスタートであり、体外受精の準備もここから始まります。自然に排卵される卵子を使用して体外受精する方法もありますが、それではチャンスは一回きり。受精できるとは限りません。卵子は複数あったほうが受精の確率は高まるわけです。そこで、まずは複数の卵子を採取するために、自然に排卵してしまうのを防ぐ点鼻薬、排卵誘発剤の内服薬や注射を使用して、卵巣の中でなるべくたくさんの成熟卵胞が育つようにします。

投薬はいずれも何時間おき、何日間というようにスケジュールが決まっていて、きっちり守らなければ効果が切れてしまいます。したがって、一〇〜一二日間は決まった時間に通院して注射を受けなければなりません。この間、経腟エコー検査などで卵胞の発育具合をチェックし、直径二センチぐらいの大きさになったら、最後に卵子の成熟を促すホルモン剤の注射をします。この注射後三六時間で排卵することがわかっています。

【自然妊娠の場合】②排卵が起きる。

体外受精の場合は、排卵してしまってからでは採取できないので、最後の注射から三六時間経たないうちに、成熟卵胞を採取します。男性の精子と違い、卵子はカラダの外に出てきませんから、膣口から卵巣に長い針を刺して、卵胞を一つひとつ回収するのです。成熟卵胞まで発育できる卵胞の数は個人差が大きく、一回に二〇個以上採取できる人もいれば、一〜二個しか採取できない人もいます。

採卵の日には、男性にも精液を採取してもらいます。女性の場合は卵巣が膣の裏にあるので、膣の奥から卵巣に細長い針を刺します。採卵の際、多くのクリニックでは麻酔を使用するので痛みはありません。一切麻酔なしで手術を受ける女性もいますよ。それに比べ、男性の精子の採取は自分でできますから、簡単で羨ましいですね。

【自然妊娠の場合】③卵管で卵子と精子が出会い、受精する。

体外受精の卵子と精子の出会いの場は、シャーレの中です。

まず卵子のほうですが、顕微鏡の下、採取された卵胞から卵子を取り出し、シャーレの培養液に浸けて、インキュベーター（孵卵器）で数時間培養します。シャーレの培養液が人間の体液と同じpHを保つように、インキュベーターの中は炭酸ガス、酸素、窒素が調整され、温度、湿度も一定に管理されています。一方の精子のほうは、人工授精の場合と同じように洗浄・選別します。

卵子の培養が終わると、**一個の卵子に対して五〇〇〇〜一〇万個ほどの精子を振りかけます**。あとはいったん、精子たち任せにします。精子は精子自身の力で精子同士の競争を勝ち抜き、卵子に頭部を潜り込ませることができた最初の一個が卵子の細胞内に入っていきます。これが受精（60ページ参照）です。顕微鏡で見るとこの時、二つの核が見えます。精子の「雄性前核」と卵子の「雌性前核」です。この二つの核が融合した時点で受精完了です。

体外受精のプロセス

自然妊娠の場合	体外受精→胚移植の場合	
血液中に分泌されたホルモン（LH、FSH）の作用で、卵巣で卵胞が育ち、1個だけが成熟卵胞になります。	**排卵誘発**	効率よく卵子を採取するために、内服薬や注射などを使用し、複数の成熟卵胞を育てます。排卵誘発をまったく行わずに自然に成熟卵胞が育つのを待つ方法もあります。
排卵（1個のみ）	**採卵、採精**	卵巣に針を刺して、卵胞を採取します（日帰りでできる簡単な手術です）。男性には、精液を採卵当日に採取してもらいます。
卵管で卵子と精子が出会い、受精後、卵割しながら数日かけて子宮に向かって卵管内を移動します。 子宮にたどりつくころには胚盤胞になっています。 一方、卵胞は排卵で卵子が出ていくと黄体に変化し、黄体ホルモンを分泌させて、子宮で着床の準備をします。	**受精させる**	濃度を調節した精子を卵子に振りかけて受精するのを待ちます。
	胚移植	受精卵（胚）が細胞分裂して4～8細胞になった胚を子宮に入れるのが胚移植です。体外で培養を続け、胚盤胞になるまで育ててから子宮に入れる方法もあります。
	黄体賦活	注射か内服薬で黄体ホルモン（着床しやすくするホルモン）を補充します。

【自然妊娠の場合】④受精卵（胚）は、二個、四個、八個……と細胞分裂（卵割）しながら数日かけて子宮に向かう。子宮に到達するころには胚盤胞になって子宮内膜に着床する。

受精後は再びインキュベーターで培養します。シャーレの受精卵は細胞分裂を始め、二日後に四〜八個の細胞に分裂した段階で、再び膣口から細いチューブで子宮に入れます。これを**胚移植**といいます。人が手助けするのはここまで。あとは、移植した胚が子宮内で細胞分裂し、胚盤胞になって子宮内膜に着床するのを待ちます。受精後五〜六日後までインキュベーターで培養を続け、胚盤胞になってから子宮に移植する方法もあります。

いずれの場合も採卵・受精の一四日後、尿中、血液中のホルモンの数値を測定し、妊娠の判定をします。

b　顕微授精（ＩＣＳＩ）

コンベンショナル方式では一個の卵子にたくさんの精子を振りかけて受精を待ちますが、顕微授精は人の手によって**一個の卵子に一個の精子を注入**します。卵子の大きさは〇・一～〇・二ミリですから、高度なテクニックを必要とします。

やり方は、①②まではコンベンショナル方式と変わりません。受精させる際は、顕微鏡下で「形がよくて、真っ直ぐに動く、動きの

顕微授精（ICSI）

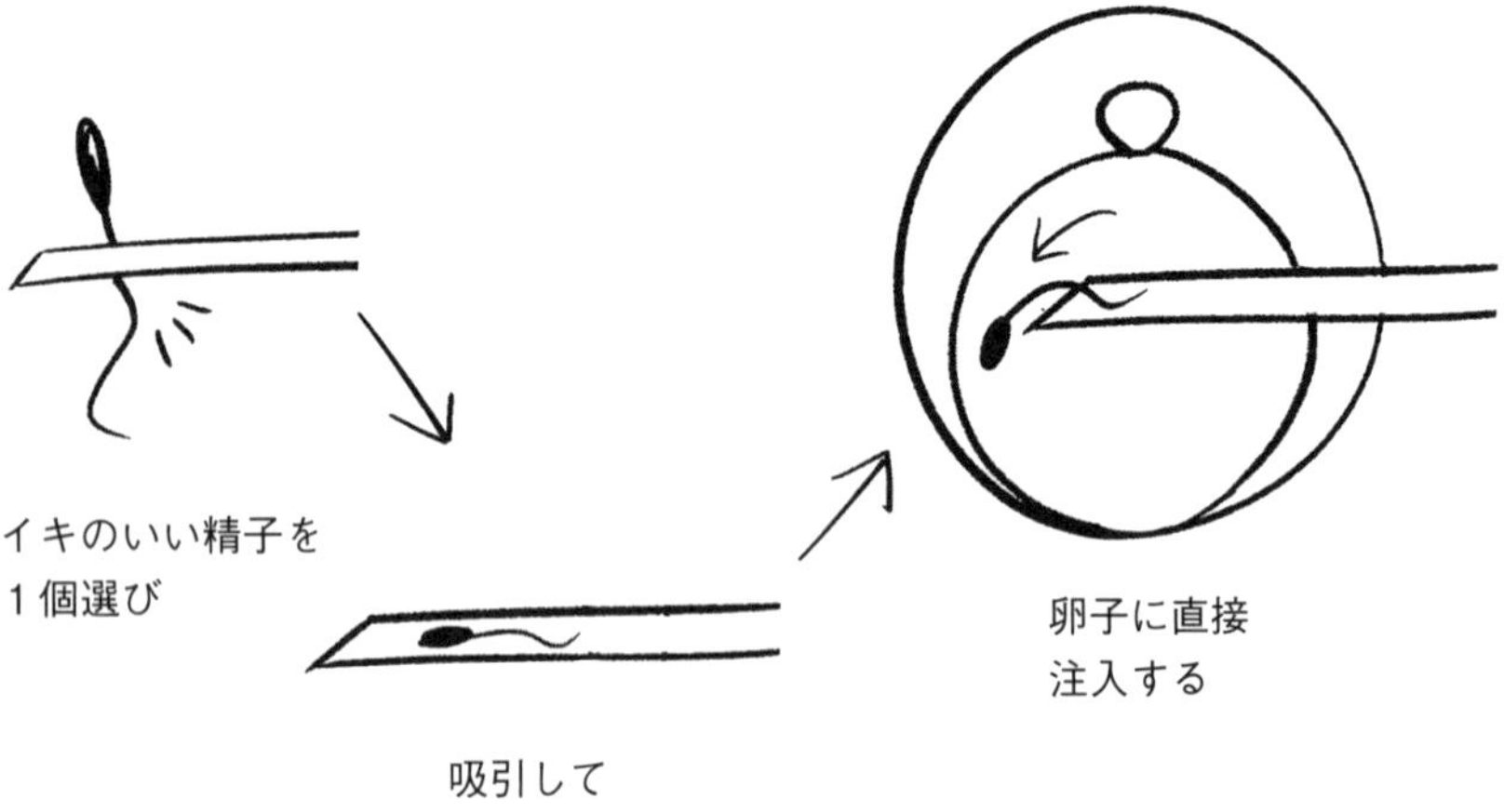
イキのいい精子を
1個選び
吸引して
卵子に直接
注入する

速い精子」を一個選び、細いガラス針で吸引して卵子に注入します。その後、インキュベーターで培養し、胚移植するのもコンベンショナル方式と同じです。

【註2】性交後一二時間以内に子宮頸管から粘液を採取し、子宮の入り口に到達した精子の状態を調べる検査。頸管粘液の分泌が多い排卵直前の時期に行うことが望ましい。

5 「子どもを持ちたい」を叶えたい

不妊治療は、まずタイミング法を試し、妊娠しなければ人工授精を受け、それでも妊娠しなければ体外受精という切り札を使う――このように治療法をステップアップさせていくものであると説明されることが多く、「まずはタイミング法を試したい」と希望する患者さんがほとんどです。

しかし、患者さんの年齢、体質、治療歴、精子や卵子の状態だけでなく、これから子どもは何人欲しいのかという希望、就労状況など、あらゆる角度から検討し、体外受精から始める場合もあります。男性の精子の数が極端に少ない場合は、最初から顕微授精を行ったほうがいいでしょう。日本では不妊治療を開始する年齢が高いという現実もありますから、ステップアップの順序を踏むことにはこだわらずに治療法を選択することをお勧めします。

ご紹介した不妊治療の三つの方法に投薬や手術を組み合わせることもできますから、治療法には多くのバリエーションがあります。女性がなかなかうまく排卵できない場合は、排卵を促すために排卵誘発剤を使ったうえでタイミング法に取り組むほうがいいし、卵管に癒着がある場合は、卵管を手術して通りをよくする、あるいは体外受精をする、このどちらも有効な治療法です。また、人工授精や体外受精の際に使用する内服薬や注射にもたくさんの種類がありますから、患者さんに応じて最適のクスリを選択するようにします。

つまり、**不妊治療はオーダーメイド**なのです。したがって、かかる費用もそれぞれ異なり、ここで「この治療法は○○○円です」と示すことはできません。参考にすぎませんが、私が勤務するクリニックの診療費をご紹介しておきます（次ページ）。

不妊治療にかかる費用

●人工授精（AIH）

人工授精（AIH）	1万9000円

●一般体外受精胚移植法（IVF-ET）

項目	料金	詳細
排卵誘発、超音波検査、診察、血液検査等	約10万円～12万円	採卵準備のためのGnRHa製剤、排卵誘発剤（種類により値段が違う）、胚移植後の黄体補充、妊娠判定等の料金を含む
採卵	6万円	2個まで
	上記に加え、1個あたり5000円	3個～10個まで
	上記に加え、1個あたり2500円	11個目～
培養	6万円	
胚移植（ET）	5万円	

●顕微授精（ICSI）　※採卵までは同じ費用

項目	料金	備考
顕微授精（ICSI）	8万円	1～5個
	11万円	6～10個
	14万円	11～15個
	17万円	16～20個

※表示金額は、すべて税抜き価格。医療法人オーク会の料金例。2017年10月現在

ご覧のとおり、特に疾患がない場合の不妊治療は健康保険の適用外であり、かなり高額になります。保険適用外ということは、高額療養費制度の対象にもなりません。国が行っている「不妊に悩む方への特定治療支援事業」では、体外受精や顕微授精は一回につき一五万円を限度に助成金が支給されますが、治療を受けるのは法律上の婚姻関係にある夫婦であること、夫婦合算で年間所得七三〇万円未満であること、そして妻の年齢が四三歳未満であることが条件です。自治体独自の助成金制度もありますが、やはり所得制限があります。

ところで、なぜ国の助成金に「四三歳」の壁があるのか。従来、年齢制限はなかったのですが、二〇一六年度から女性が四三歳以上である場合は助成金を受けることができなくなってしまいました。理由はもちろん、四三歳からは妊孕性がドーンと落ちるし、たとえ妊娠まではうまくいっても流産するケースが増えてしまう、つまり、なかなか治療の効果が出にくいからです。

巷には、治療成績の数値が下がることを嫌ってか、四三歳以上の女性の治療を断るクリニックもあるということです。

お国からも医者からも「もう産むのはムリ」扱いされている四三歳——。卵子も老化している四三歳——。では出産経験のない四三歳は、母親になることを諦めなければならないのでしょうか。

6 四三歳の壁？

体外受精、顕微授精の治療成績については、日本産科婦人科学会が毎年調査し、結果を公表しています。二〇一四年のデータ（ARTデータブック）によると、体外受精による一移植あたりの出産率は一六～二三・一％、顕微授精胚移植による出産率は一二・七％です。どうでしょう、この数字。いまいちパッとしない成績だと思われたのではないですか。

体外受精を受けた女性の患者さんについて詳しく見てみると、最も多いのが四〇歳、次いで三九歳、四一歳。この三つの年齢が突出して多く、三八歳、四二歳が続きます。まさしくアラフォーですね。日本では女性が不妊治療を開始する年齢は三九歳が最も多く、四〇代で何度もチャレンジするしかないというのが現状なのです。

　しかし、出産率は三三歳までは二〇%を超えるものの、以後年齢を重ねるごとに一%ずつ落ちていき、三七歳から急落。四〇歳で八・八%、くだんの「四三歳」は二・七%になってしまうという厳しい現実があります。このように出産率の低い年齢の患者さんが多いということが、治療成績を引き下げている一因です。

　こういった事実を踏まえても、私は「体外受精」は非常に有効な手段であると考えています。保険適用外で高額であることから、妊孕性が低い患者さんを受け入れることに、不妊治療専門のクリニックはカネ儲けの誹《そし》りを受けることもあります。

　それでも、私たちのもとを訪れる患者さんに共通する「子どもを持ちたい」という思いをひしひしと感じるたびに、こう考えるのです。患者さんご自身が出産率について理解されていて、そして少しでも可能性があるのなら、四三歳以上の人であっても、いえ、五〇歳の人であっても、その思いが叶うように最善を尽くしたい――。これが私のスタンスです。

不妊治療の専門医として技術的に最善をつくすことと同時に、初診の患者さんを診察室にお呼びした時には、その人が子どもを抱いているイメージを描いてから診察を始めるようにしています。

そんな私も三八歳で不妊治療をスタートさせて、五年間で一〇回、体外受精に挑戦し、四四歳でようやく出産に至ったというズタボロの成功体験者です。九回も失敗を経験しているのです。受精卵がうまく発育しなかったり、発育して移植しても着床しなかったり、せっかく着床しても流産してしまったり、辛い思いをたくさんしました。

もし、あなたが今、なかなかうまくいかない不妊治療に苦しんでいるのなら、ひとつだけアドバイスがあります。うまくいかなかった時は、くよくよせずに「次、頑張ろう」です。早いところ気持ちを前向きに切り替えられる人のほうが明らかに妊娠に成功することが多いようですよ。

7 凍結されて、ヒトへと育つ

精子、胚（受精卵）、卵子は半永久的に凍結保存できることをご存じですか。ミクロの世界のものを、しかも命のもととなるものを、マイナス一九六度の液体窒素で凍結してしまうのです。初めて聞くと恐ろしくありませんか。でも大丈夫。マイナス一九六度の世界ではほとんどの化学変化は起こり得ないため、変化させずに保存することができるのです。この凍結保存の技術は、生殖医療を格段に進歩させました。

「精子」の凍結保存は最も早く一九五〇年代から行われています。がんの患者さんは抗がん剤治療の副作用で無精子症になる場合があるのですが、治療前に精子を凍結保存しておくことで、将来、子どもを持つ可能性を残せるようになりました。

人工授精や体外受精において、当日、精液を採取する必要がありますが、その日は仕事などで不在になることがわかっている場合、あらかじめ採取して凍結保存しておいた精子を使用することができます。何かと忙しい現代人にとっては非常に便利で、人工授精や体外受精に取り組みやすくなりました。

「胚」の凍結保存については、体外受精の経験がある人は既にご存じでしょう。体外受精の多くは複数の卵胞を発育させて採取し、「一個の卵子と五〇〇〇～一〇万個の精子」を入れたシャーレを複数つくって培養します（131ページ参照）。そのため、胚も複数できることが多いのです。しかし、多胎妊娠を防ぐために、子宮に移植する胚は一つです（註3）。そこで、余った胚は凍結保存しておくのです。

一回の体外受精で妊娠に至らず再チャレンジする際、この凍結しておいた胚を融解して移植すれば、女性は採卵のための手術を何度も受けずに済みます。さらに、第二子、第三子を妊娠したい時まで何年でもそのまま保存しておくことも可能です。

先ほど、日本では「体外受精（顕微授精を含む）」によって年間五万一〇〇一人が誕生していることを紹介しました。このうち、実に四万五九九人が**凍結保存されていた胚から〝ヒト〟へと育った赤ちゃん**なのです。

【註3】日本産科婦人科学会は、妊娠・分娩におけるリスクが高くなる多胎（二人以上の胎児を胎内に同時にもつこと）を防止するため、胚移植において移植する胚は原則一個としている。ただし、三五歳以上の女性、または二回以上続けて妊娠不成立であった女性などについては、二個まで許容されている。

8 卵子凍結をちゃんと知りたい

私の患者さんは子どもを産みたい、でもなかなか授からないという人たちですが、実はもう一種類の患者さんがいます。子どもを産みたい、でも今すぐには産めないという女性たちです。

女性は閉経の二〇年前からは妊孕性が落ち始め、閉経の一〇年前には自然妊娠が望めなくなってしまう。これはどうしようもない事実です（96ページ参照）。妊娠・出産できるかどうか、その責任の約六割は卵子に、約三割は子宮に、約一割は精子にあるという説があります。もうよくおわかりのとおり、卵子は老化しますから、妊娠できるかどうかのカギは〝卵子の年齢〟が握っていることになります。

将来、子どもが欲しいと思った時には卵子に妊孕性がなく、妊娠できないのではないか。それなら、妊孕性のある若い卵子を凍結保存して、将来に備えたい——。真剣にそう考える彼女たちは、自らの卵子を凍結保存しておこうと私のもとを訪れるのです。

「卵子」の凍結について少し詳しくお話ししておきましょう。卵子凍結は近年、大きな話題になりましたね。二〇一四年、アメリカの大手IT企業のアップルとフェイスブックが、社員の出産や妊活にかかる費用を自社の医療保険でカバーすると発表したことがきっかけでした。適用の対象に「卵子凍結」も入っていることについて、アメリカでは「卵子凍結によって女性は出産を諦めることなくキャリアを築くことができる」「女性に子育てより仕事優先という選択を強いることになる」と評価が分かれたそうです。

日本でもちょっとした騒ぎになりました。そもそも「卵子凍結」という耳慣れない技術は、いったい何をするものなのかというところから騒ぎは始まりました。私も何度かメディアの取材を受け、卵子凍結とはどういうことをするのか、そのメリットやリスクについてお話ししました。

その際に気づいたのですが、女性記者と男性記者では明らかに温度差がありました。女性記者は総じて卵子凍結に興味津々、なかには「私も凍結保存したんです」という人もいるのに対して、男性記者は「え、そこまでしないといけないんですか」と引き気味なんです。これも一つの性差ではなかろうかと、大変おもしろく思いました。

さて、卵子凍結ですが、歴史は意外に古くて一九八六年、オーストラリアで世界初の凍結卵子による出産に成功しました。ただ、当時は凍結卵子を融解する技術が未熟だったため、卵子凍結が広まることはなかったのです。安全な技術は一九九九年、日本人によって開発されました。それでもなかなか広まらなかったのは、需要がなかったからです。というのも、体外受精には凍結した胚を使う方法が普及していたので、卵子を凍結する必要がありませんでした。

ところが二〇〇四年、イタリアで胚の凍結が突然禁止されてしまいました。受精した瞬間からそれはもう人間であるという考えから、「できた胚はすべて子宮に移植しなければならない」という法律ができたのです。マンマ・ミーア（なんてこった）！　イタリアの不妊治療の医師たちはものすごく困惑していました。でも、イタリア人はやはり陽気でたくましいです。受精卵（胚）の凍結がダメなら、未受精の卵子を凍結すればいいんじゃない？

こうして卵子凍結はイタリアから普及したのです。心配された先天性異常も、発生する頻度は従来から行われている体外受精と変わらないこともわかり、二〇一二年にはヨーロッパの生殖医学会、続いてアメリカの生殖医学会が「（若い女性の）卵子凍結はもはや試験的な技術ではない」とする報告書を出しました。なんか回りくどい言い方ですけど、要するに実用ＯＫということですね。

卵子凍結はまず、若い女性のがん患者さんに希望をもたらしました。男性のがん患者さんが治療前に精子を凍結保存しておくことで子どもを持つ可能性を残せるようになったのと同じように、女性も抗がん剤や放射線治療を始める前に卵子を採取して凍結保存しておくことで、治療後に体外受精（顕微授精）で妊娠・出産することが可能になったのです。実際、日本でも高校生の女の子が悪性リンパ腫の治療に入る前に卵子を凍結保存し、一二年後にその卵子を使って出産した例があります。彼女は闘病中、自分が将来母親になる可能性が残ったことで、病気に打ち克とうと、モチベーションが上がったそうです。

9 どうやって凍結するの？

ヨーロッパやアメリカの生殖医学会が実用ＯＫとするころには、欧米ではがん患者さんだけでなく健康な女性が「将来に備えて若いうちに卵子を凍結保存しておく」ということがとっくに始まっていて、セレブリティたちが卵子凍結をしていることが「It's so cool!」（カッコいい！）と思われるようになりました。「日本でも卵子凍結ができるんですか？」と問い合わせが来るようになったのは、二〇〇九年ぐらいからです。そんな女性たちからの要望に応え、私が勤務するクリニックでは二〇一〇年から卵子凍結を始めています。

では、卵子凍結とは何をするのか。具体的な手順として、まず採卵ですが、これについては既に本書で説明しています。効率よく卵子を採取するために、内服薬や注射などによって排卵誘発剤を投与し、卵巣に複数の成熟卵胞を育てたうえで、膣口から卵巣に長い針を刺し入れて排卵直前の成熟卵胞を一つずつ採取する。やり方は体外受精の場合とまったく同様です。この時、一回に二〇個以上採取できる人もいれば、一〜二個しか採取できない人もいる。これも体外受精と同じです（130ページ参照）。

採取した卵胞からは速攻で卵子が取り出され、水分を抜き、マイナス一九六度の液体窒素によって瞬時に凍結します。

そして出産したいと思った時に融解し、受精させるのです。**凍結卵子の受精は顕微授精**によって行います。こうして生まれた胚はしばらくインキュベーターで培養して、子宮に移植する。これもまた、体外受精と同じですね。

いちばん気になるのは、出産率でしょう。体外受精と同様、一個の卵子だけで胚の発育の成功、移植の成功、妊娠の成功をすべてクリアするのは確率的に難しい。では、若い卵子を何個凍結しておけば、将来妊娠できるのか。患者さんからも必ずと言っていいほど質問されることです。

これについては、「卵子は二〇個凍結する必要がある」「二〇個あれば大丈夫」と、「二〇」という数字が独り歩きしてしまっているようですが、次ページの表のとおり、三〇歳で凍結した卵子一個の出産率は一一・三%で、二〇個あれば出産率は九〇・九%になりますから、三〇歳の卵子なら確かに二〇個あれば安心です。しかし、四〇歳で凍結した卵子一個の出産率は六・〇%、二〇個で七一・〇%。出産率が九〇%を超えるには四〇個必要だということになります。

以上はあくまでも計算上のお話です。私の患者さんに四〇歳から卵子凍結を始め、その後に結婚。凍結卵子を使って四三歳で第一子を出産した人がいます。なかなか卵胞が育ちにくい体質で、採卵を繰り返しても結局、一〇個も回収できなかったのですが、それでも無事、お母さんになるという希望を

凍結卵子からの出産率

（統計より算出）

age	1個融解の出産率(%)	10個	20個	30個	40個
25	15.2	80.8	96.3	99.3	99.9
26	14.4	78.9	95.5	99.1	99.8
27	13.6	76.8	94.6	98.8	99.7
28	12.8	74.6	93.5	98.4	99.6
29	12.1	72.5	92.4	97.9	99.4
30	11.3	69.9	90.9	97.3	99.2
31	10.7	67.8	89.6	96.6	98.9
32	10.1	65.5	88.1	95.9	98.6
33	9.4	62.7	86.1	94.8	98.1
34	8.9	60.6	84.5	93.9	97.6
35	8.3	58.0	82.3	92.6	96.9
36	7.8	55.6	80.3	91.3	96.1
37	7.3	53.1	78.0	89.7	95.2
38	6.9	51.1	76.1	88.3	94.3
39	6.5	48.9	73.9	86.7	93.2
40	6.0	46.1	71.0	84.4	91.6
41	5.7	44.4	69.1	82.8	90.4
42	5.3	42.0	66.3	80.5	88.7

・1997〜2009年の論文を解析したもの
・1805人、2265周期の凍結卵子より、328人妊娠し224人出産している。
Aylin Pelin Cil,M.D.et al.; Age-specific probability of live birth with oocyte cryopreservation: F&S Vol.100.No.2,August 2013 p492-499よりオーク会にて作成

叶えました。赤ちゃんはコンテストがあれば優勝しそうな健康優良児です。

次に質問が多いのは、いくらかかるのかという費用の問題です。現在、健康な女性の卵子凍結については〝医療〟と見なされず、〝医療的サービス〟になりますから、金額はクリニックによって違いますし、体外受精と同様に使用する薬剤も人それぞれで、一概に「○○○円」と言うことができません。参考までに私が勤務するクリニックの一例をご紹介しておきましょう（次ページ）。

安くはない金額だと思います。女性たちは毎月コツコツ積み立てたり、ボーナスで自分にご褒美を買うのを一回ガマンしたりして、クリニックにやってきます。その中に最近、私にこう言った人がいました。

「私、貯金もしたいけど、貯卵もしたい。両方とも頑張るので先生、よろしくお願いします」

うまいっ！

凍結保存にかかる費用

項目	料金	詳細
排卵誘発、 超音波検査、 診察、 血液検査など	3万円～	採卵準備のためのGnRHa製剤（ブセレキュア）、排卵誘発剤（種類により値段が違います）の料金が含まれます。
採卵（OPU） （採卵数によって段階的に料金を設定しております）	6万円	2個まで
	上記に加え、1個あたり5000円	3個～10個まで
	上記に加え、1個あたり2500円	11個目～
卵子凍結作業料	3万円＋3000円×保存容器数	
凍結卵子保存料	数量・期間により月単価が異なります。	
凍結卵子融解作業料	1保存容器あたり20000円	
保存延長手数料	4000円／回	

※表示価格は、すべて税抜き価格。医療法人オーク会の料金例。2017年10月現在

10 女性が卵子を凍結するワケ

産婦人科医のなかでも卵子凍結については賛否両論あります。否定される理由として、一つには採卵に当たって使用する排卵誘発剤はカラダに負担がかかるということが挙げられています。でも、ちょっと待った。負担がかかるのは事実であり、人によっては採卵後一週間ほど安静にしないといけない症状が出ることがありますが、それは体外受精でもまったく同じこと。体外受精でも顕微授精でも排卵誘発剤を使用するやり方がスタンダードです。卵子凍結だけがことさらにカラダに負担がかかるわけではありません。

出産を先送りにすることで高齢出産になり、それに伴う合併症を発症することなどを懸念する声もあります。ご懸念はごもっともで、妊娠中の一〇ヵ月間はカラダを循環する血液量が普段の一・五倍になります。血管が柔らかくなければその血液量を保っているのが難しいのですが、加齢によって血管が硬くなると、そのために妊娠高血圧症候群や胎盤早期剝離、母子ともに危険になる合併症である、妊娠糖尿病が増えるということがわかっています。高齢出産にはいろいろなリスクがつきものなんですが、でもこれだって体外受精にもそのまま当てはまることです。

また、生まれてくる子どもの健康に与える影響が不透明だともいわれています。確かにこれは、次世代まで待たなければ検証できない問題です。ただ、初めて体外受精によってルイーズちゃん（117ページ参照）が誕生した時も、ルイーズちゃんの健康に不安があると喧伝され、体外受精児には生殖能力がないとさえいわれました。しかし、ルイーズちゃんも、やはり体外受精で生まれたルイーズちゃんの妹も、二人とも健康に成長し、二人とも自然妊娠によって出産しています。姉妹は、健康にも生殖能力にも何ら問題がないことを証明してみせたわけです。そしていまや新生児の一九人に一人が体外受精によって誕生していて、これは体外受精という技術が信頼されている証左にほかならないわけです。私は卵子凍結についてもいずれ安心な技術として、体外受精のように広く支持されていくものと思っています。

一つの胚（受精卵）からの妊娠率と比べて一つの卵子からの妊娠率が低いので、卵子ではなく胚の凍結をするべきだという意見もあります。でも、これこそちょっと待った！

わかってないですね。卵子凍結をする女性について、根本的にわかっていません。現場で見ていると、卵子凍結をする女性たち、あるいは卵子凍結を考えている女性たちは、今できることを先延ばしにしたいという思いから卵子凍結しようというのではなく、**少しでも将来の妊娠の可能性を高めたい**から凍結しておこうという考えの人がほとんどです。ありていに言えば、胚の凍結をしたくても今はパートナーがいないからできないんです。ですから、

「卵子ではなく胚を凍結すれば？」というのはナンセンス、場合によっては独ハラ（独身ハラスメント）にもなりかねませんよね。

出会いが遅くても、生殖医療にできることがあります。さすがに婚活はお手伝いできないけれど、いつかパートナーと出会って自分の子どもを持ちたいと思っているシングル女子の卵子凍結を私は応援します。

……文句の一つどころか、三つも四つもブチブチ言ってしまいましたね。日ごろから、卵子凍結に否定的なコメントの論拠について腑に落ちないと思っていたものですから、反論させていただきました。

11 着床前診断・着床前スクリーニングを誤解していませんか？

最近、「着床前診断（ＰＧＤ）」とか「着床前スクリーニング（ＰＧＳ）」とか、よく耳にしませんか。スクリーニングとは「ふるいにかける」という意味です。

よく似た言葉に「出生前診断」があり、どうやら混同されて誤解されることがあるようです。「出生前診断」というのは、妊娠中の胎児を診断することです。医師が妊婦さんのお腹にゼリー状の潤滑剤を塗って平べったいマウスのような器具を当て、モニターに映し出された画像を見ながら、「順調に発育していますね」とか言っているシーン、映画やドラマでよく見ますよね。実際、妊婦さんの検診では超音波検査をします。ご本人は意識されていないでしょうが、検査では胎児の状態を診ているわけで、あれも出生前診断の一つになります。

ほかに出生前診断として、よく知られているのは羊水検査でしょう。この検査は妊婦さんの下腹部に針を刺して子宮から直接、羊水を採取します。羊水に含まれている胎児の細胞を分析して、染色体変異や代謝異常があるかを診断します。

ほかにも母体血清マーカーテスト、新型出生前診断、絨毛検査などがありますが、すべて妊娠後に行う検査であり、検査の目的は、「生まれてくる子どもに何らかの変異がないかを出産前に知る」ということです。産むか、産まないか、短時間で厳しい選択を迫られる場合もあり、女性にとっては肉体的にも精神的にも大変な負担になることがあります。

一方、「着床前診断」「着床前スクリーニング」は、体外受精のプロセスにおいて、胚（受精卵）の細胞の染色体や遺伝子情報を調べます。あくまでも妊娠前に行う検査であり、母体には触れません。

このうち「着床前診断」は、両親のどちらかが遺伝性の病気のキャリアである場合、胚にその病気が遺伝しているかどうかを調べるために行うものです。病気が遺伝している胚は移植しませんから、出生前診断のように妊娠後に産むか、産まないかの選択で悩んだり、流産のリスクを抱えたりすることがなくなります。検査の対象については、日本産科婦人科学会が、デュシェンヌ型筋ジストロフィー、リー脳症など重篤な遺伝性の病気のみに限定しています。

「着床前スクリーニング」は、特定の病気についてではなく、偶然起こる染色体の数の変異がないかを検査するものです。体外受精で流産するケースは胚の染色体変異が原因であることが多いので、スクリーニングによって、染色体変異で着床できない、あるいは着床しても流産する可能性が高い胚ではなく、着床して発育できそうな胚を子宮に移植することができます。もともと体外受精においては、プロの目で状態のいい胚を選んで移植してはいますが、より確実に、**着床しやすく流産しにくい胚を選ぶ**ことができるのです。

日本ではまだ臨床での実施が認められていませんが、アメリカ、イギリス、フランス、北欧、ロシア、トルコ、アルゼンチン、中国、韓国、インド、タイなど、多くの国や地域では着床前スクリーニングをして一つの胚を移植することで、早産のリスクの高い多胎妊娠をさけようという動きが強まっています。

着床前診断、着床前スクリーニングは、「命の選別である」と一部から批判を受けています。確かにカトリックの総本山であるヴァチカンのお膝元イタリアでは「受精した瞬間から〝人間の命〟である」とされ、体外受精でできた胚は凍結できず、子宮に戻さなくてはならなかった時期もありました。

しかし、私はこう思うのです。複数できた胚の中から、子宮に戻した後にちゃんと胎内で育って、元気に生まれてくる確率の高い胚を選ぶのですから、これは命を誕生させるための診断、スクリーニングといえるのではないか。本来、母体を守り、新しい命を無事に迎えることを目的として生まれた検査について、あなたはどう考えますか。

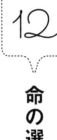

12 命の選別なのか

着床前スクリーニングはすべての染色体を検査しますから、その胚の性染色体がXXであるか、XYであるかもわかってしまいます。女の子になるのか、男の子になるのかを判定することができるということは、移植する胚を選ぶことが技術的には可能、すなわち男女の産み分けが可能になるということです。たとえば男の子が欲しいのに移植できる胚が女の子ばかりだったたら、今回は移植しないという選択もできてしまう。これこそ「命の選別」です。男女の産み分けは日本産科婦人科学会では禁止していますが、アメリカでは禁止されていません。そのため一人っ子政策時代の中国では、富裕層の家庭において、アメリカに渡って男の子の生み分け体外受精を受けることが流行ったと聞きます。

男の子が欲しい、女の子が欲しい……そんなことは誰もが思うことかもしれませんね。それを偶然に委ねず、人為的に実現する。これは、エゴです。しかし、誤解を恐れずに言えば、そもそも「子どもを産む」ということ自体が、親のエゴともいえます。「生殖」については究極のプライバシーであり、すなわち自己決定権の問題なんです。産む、産まない、いつ産むか、誰の子どもを産むか（誰の遺伝子を選ぶか）を自分で選べる時代に、私たちはいるのです。

ただ、もしどういう子どもを産むかということも技術的には実現可能になれば、より健康な赤ちゃんをという願いにとどまらず、目の色や体格、知力まで願いどおりになるように胚（受精卵）の染色体を編集してしまう。そんなデザイナーベビーの誕生も、小説の題材になるだけでは済まなくなってくるかもしれません。

折しもアメリカでは、初の「受精卵の遺伝子編集」を実施し、病気の遺伝子の除去に成功したと報道されました。CRISPR-Cas9（クリスパー・キャスナイン）という遺伝子編集技術を使用し、遺伝性心臓疾患の原因となるDNAのエラーを修正したのです。

私たちのわがままは、どこまでが人として当然の欲求として許され、どこからが人として許されないのか。生殖医療の技術が進むということは、そのたびに私たちに重い課題を投げかけてきます。

第4章

女は終わらない

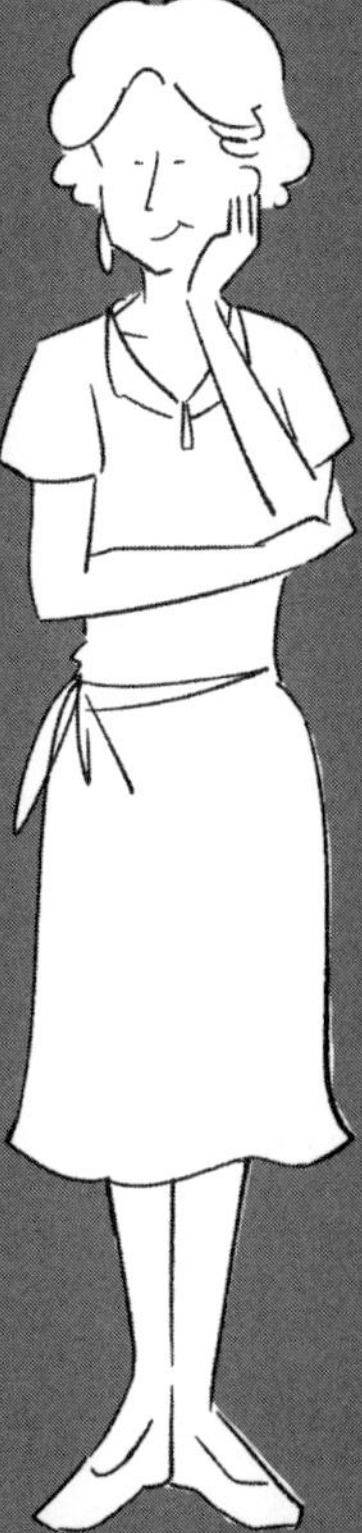

1

患者さんたちの本音

私の診察室では、患者さんたちがなかなか人には言えない本音を吐露していきます。

不妊治療のために通院しているあるミセスは、採卵を前に突然、こんなことを言い出しました。

「先生、たくさん採れたら、半分は受精させずに、卵子のまま凍結保存しておいてくださいます？」

なんですと？　にわかには意味がわからなかったのですが、理由を伺って納得しました。このミセスは三〇代後半で、夫と仲良く一緒に診察に訪れていました。それでも彼女は、将来離婚してほかの男性と体外受精する場合に備え、少しでも若い卵子を保存しておきたいと言うのです。

「だって、先のことは誰にもわからないじゃないですか」

そのとおりですね。私も一度目の結婚当時はラブラブで、まさか四年後に離婚することになるとは夢にも思っていませんでした。結婚するまでけっこう長いつきあいだったし。

それにしてもこのミセス、すごいセーフティネットを考えましたね。感心しました。実際、一度目の治療の数年後に別の男性と不妊治療に来る患者さんはけっこういるんですよ。

このミセスについては例外ですが、女性にはパートナーと意見は一致しているかどうかを確認します。一般的に、女性のほうが妊活に積極的な印象があります。やはり女性は年齢の影響を受けやすいので、急ぎたいのだと思います。

よく聞くのは、夫婦でよく話し合い、妻の年齢や希望する子どもの人数なども決めてタイミング法を始めたのに、「いざその日になると、夫が協力的でないんです」という妻の怒りの声です。男というのは、この日からセックスしなさいと言われると、それ自体がストレスになってしまうようなデリケートな生き物なんですね。女性はそれをよく理解し、自然な形でセックスに導けるような関係性を日ごろから持ち続けていられるというのが、タイミング法では一番の治療になりますよ。

私の患者さんは、妊娠に成功すると周産期医療の病院・クリニックに移っていきます。ですから、分娩先に移られる日が私の最後の診察になるわけで、診察室を出て行く患者さんの後ろ姿を「一〇ヵ月、ガンバレ！　妊婦さん」と祈るような思いで見送ります。体外受精による妊娠は自然妊娠よりも流産の確率が少し高いということを承知していて、彼女はこれから一〇ヵ月、必死にお腹の命を守るのですから。

2

不妊治療にキビシイ現実

ところで、あなたの職場は、妊婦さんが働くことに理解がありますか。マタハラ（マタニティ・ハラスメント）が問題になって久しいですが――。

「先生、不公平だと思いませんか。妊娠した人は夕方の四時で帰るんです。その穴埋めは私がしているので猛烈に忙しい。でも文句を言うとマタハラになっちゃうんです」

腹を立てているのは、やはり私の患者さんの一人です。これもなかなかよそでは言えない本音ですが、彼女の言うとおり、社会は妊婦さんにはまだ優しいほうです。電車などでは席も譲ってもらえたりするし、会社では産休や時短の制度があったりしますし。しかし、これから妊娠したい人に対しては、制度も決して整ってはいないし、理解も進んでいませんね。

不妊治療においては、この時間にクリニックで注射を打たなければいけない、一〇時間以内に検査をしなければいけない、三六時間後に採卵手術を受けなければいけない、などなど時間に縛られることがたくさんあります。それも直前にならなければ決められないことが多いのです。そのため、仕事を急に休まなければならないことがあり、しかし、どうしても休めずに、その月は採卵を諦めなければならなくなってしまうということもあります。何週間も時間とおカネをかけて準備してきたことが最後の段階でムダになるわけです。

そんな時、女性は深いため息をついた後、「次、頑張ります」と顔を上げるのです。仕事を持ちながら不妊治療に取り組む女性は、本当に頑張っています。少しでもいいから、社会に温かい配慮や制度ができないものか考える毎日です。

三七年前、山口百恵さんは初めて産婦人科を受診するに当たって、もし、子どもが産めないカラダだとわかったら三浦友和さんとの結婚を諦めようと思っていたそうです。当時はそう考える女性が決して珍しくなかったのだと思います。

実は、今でも同じような考えの人はいるんです。「ブライダル・チェック」をご存じでしょうか。妊娠・出産が可能なカラダであるか、セックスによってうつる病気のキャリアでないか確かめるために、性病、HIV（エイズ）、婦人科系の病気、風疹抗体などの検査をすることです。ちなみに、男性版ブライダル・チェックもあります。近年、結婚を前に女性も男性もブライダル・チェックを受ける人が増えてきているといいます。

これだけ価値観が多様化した時代でも、結婚したら子どもを産むのが当たり前、結婚したら産まなければいけない、一人産んだら二人目を、という無言のプレッシャーは実際にまだあるし、しかも際限がないんですね。私の患者さんの中にも、「産まなければならない」というプレッシャーにさいなまれている人がたくさんいます。

でも……。

私は不妊治療の専門医で、すべての患者さんに対して「なんとか子どもを抱かせてあげよう」と、心からそう思っています。そんな私がこんなことを言ってはおかしいかもしれませんが、「女性」とは〝産む〟ことを宿命づけられた性なのでしょうか。

再びホルモンの話も交えながら考えてみましょう。

3

優しきホルモン、オキシトシン

人には優しくしましょう。――いえいえ、ここから「道徳の時間」を始めようというわけではありません。

人に優しくすると分泌されるホルモンがあります。その名はオキシトシン、別名「幸せホルモン」といいます。ほかにも「愛情ホルモン」「抱擁ホルモン」「信頼ホルモン」「癒しホルモン」などなど、美しい別名のオンパレードです。

オキシトシンは一九五三年に発見されました。脳下垂体から分泌されていることがわかり、その働きとしては出産の際に子宮を収縮させること、乳腺を刺激しておっぱいが出るようにすることが知られていましたが、最近になって、恋人と手をつないだり、ハグしたり、頭を撫でられたりしても分泌されていることがわかりました。つまり、**安心したり、心地よさを感じたりすると出てくる**んですね。セックスの快感によっても大量に分泌されます。

心地よさを感じるのは、なにも恋人同士に限ったことではありません。お母さんが赤ちゃんを抱っこしたり、あなたが友だちの背中をさすってあげたりしても分泌されます。抱っこにしても背中をさするにしても、〝されている〟側だけではなく〝している〟側でも分泌するんです。私たちが愛犬を撫でていても分泌します。さらに、このようなスキンシップだけでなく、家族や友人と楽しく会話しているだけでも分泌します。そして電車で席を譲ったり、荷物を持ってあげたり、困った様子の人に声をかけたりするなど、人に優しく親切にしてもオキシトシンが出てくるのです。

なんだかいい感じのホルモンですよね。ただし、「オキシトシンがたくさん出る→すごく幸せになれる」と思われたとしたら、ちょっと待ってください、矢印の向きが逆ですよ。「幸せを感じる↓オキシトシンが出てくる」なんです。なあんだ、がっかりですか。でも、オキシトシンも伊達にホルモンをやってはいません。

たとえば、第1章で卵巣と卵管はつながっていないとお話ししましたね。卵管の先はイソギンチャクのように広がっていて、排卵の際に卵巣から飛び出してくる卵子をキャッチします。でも、キャッチできない時もあり、そうすると妊娠の可能性はゼロになります。このキャッチについてですが、セックスの時に女性がオキシトシンを分泌していると卵管が卵子をピックアップしやすくなるというデータがあり、つまり、**セックスで女性が心地よくなり、愛情を感じると妊娠しやすくなる**ということなのです。オキシトシンはちゃんと結果を出すのですね。

オキシトシンは男性も分泌します。男女がお互いにオキシトシンを分泌していると、愛情が長続きすることがわかっています。オキシトシンは妊娠にも恋愛にも一役買っているんですね。古くからよくいわれるように、夫婦や恋人同士にはスキンシップと思いやりが大事だというのは、道徳や精神論ではなく、「そのほうがオキシトシンが分泌されるから」という、いわばホルモン論ですね。ちゃんと科学的に証明されていることなんです。

　また、オキシトシンと同じ年に発見されたバソプレッシンという抗利尿ホルモンがあります。尿の量を調整する働きをするのですが、オキシトシンに構造がよく似ていて、こちらは男性に大きく作用します。

　興味深い実験結果があるんですよ。バソプレッシンを分泌しているオスのマウスは、一匹のメスとつがいをつくるんです。ちゃんと家庭を築くわけですね。分泌していないマウスはいわゆる乱交ナントカで、相手を選びません。ヒトではまだ証明されているわけではありませんが、なるほど、世間の浮気男どもはこのホルモンが不足しているのだなと私は合点がいきました。

　ヒトの場合でわかっていることは、男性のバソプレッシンがうまく作用しなくなると離婚率が上がるということです。離婚の原因が男性の浮気かどうかは、この研究データからは定かになってはいませんが。

4 母性のホルモン、プロラクチン

一九七〇年に発見されたプロラクチンは、別名「愛護ホルモン」といいます。乳腺の発育を促進するホルモンですが、女性は出産後、女性ホルモン（エストロゲンとプロゲステロン）の分泌が急激に低下し、このプロラクチンの分泌が盛んになります。

授乳の際には、おっぱいを出すスイッチは赤ちゃんが入れます。赤ちゃんに乳首を吸われると、その刺激が脳下垂体に伝わってさらにプロラクチンが分泌され、乳腺におっぱいを出すように働きかけるのです。

プロラクチンは「子どもを敵から守る」という母性行動も引き起こさせます。そのため、お母さんはディフェンスだけでなく、攻撃的になることもあります。そう、母の強さはプロラクチンによるものなんですね。

ところで、出産の経験のある人は覚えがありませんか。お母さんは、赤ちゃんが泣いている、あるいは赤ちゃんのことを考えただけで乳房が張ってきますよね。これは、先ほど登場したオキシトシンの仕業です。その説明をする前に、そもそもおっぱいは、赤ちゃんが乳首から吸い出しているだけではないんです。

次ページのイラストのとおり、乳房にはおっぱいを分泌する小さいプチプチが房状になったものが十数本詰まっていて、乳管につながっています。授乳期になるとプチプチはおっぱいを生産します。脳下垂体からオキシトシンが分泌されると、プチプチの周りの筋肉がギュッと収縮し、プチプチの中のおっぱいを押し出します。つまり、おっぱいは赤ちゃんに吸われるだけでなく、筋肉の力で押し出されてくるのです。そのため、稀に乳首からぴゅーっと発射されることがありますよね。

赤ちゃんの泣き声を聞いたり、思い浮かべたりすると、それだけでオキシトシンが分泌され、すぐ授乳できるように、プチプチをギュッと収縮させようと、周囲の筋肉が硬くなってスタンバイします。だから乳房が張るわけです。これをオキシトシン反射といいます。

お母さんの気持ちに即、反射するなんて、オキシトシンは空気を読みますね。でも逆に、大きなストレスを受けるとその空気も読ん

乳房の断面図

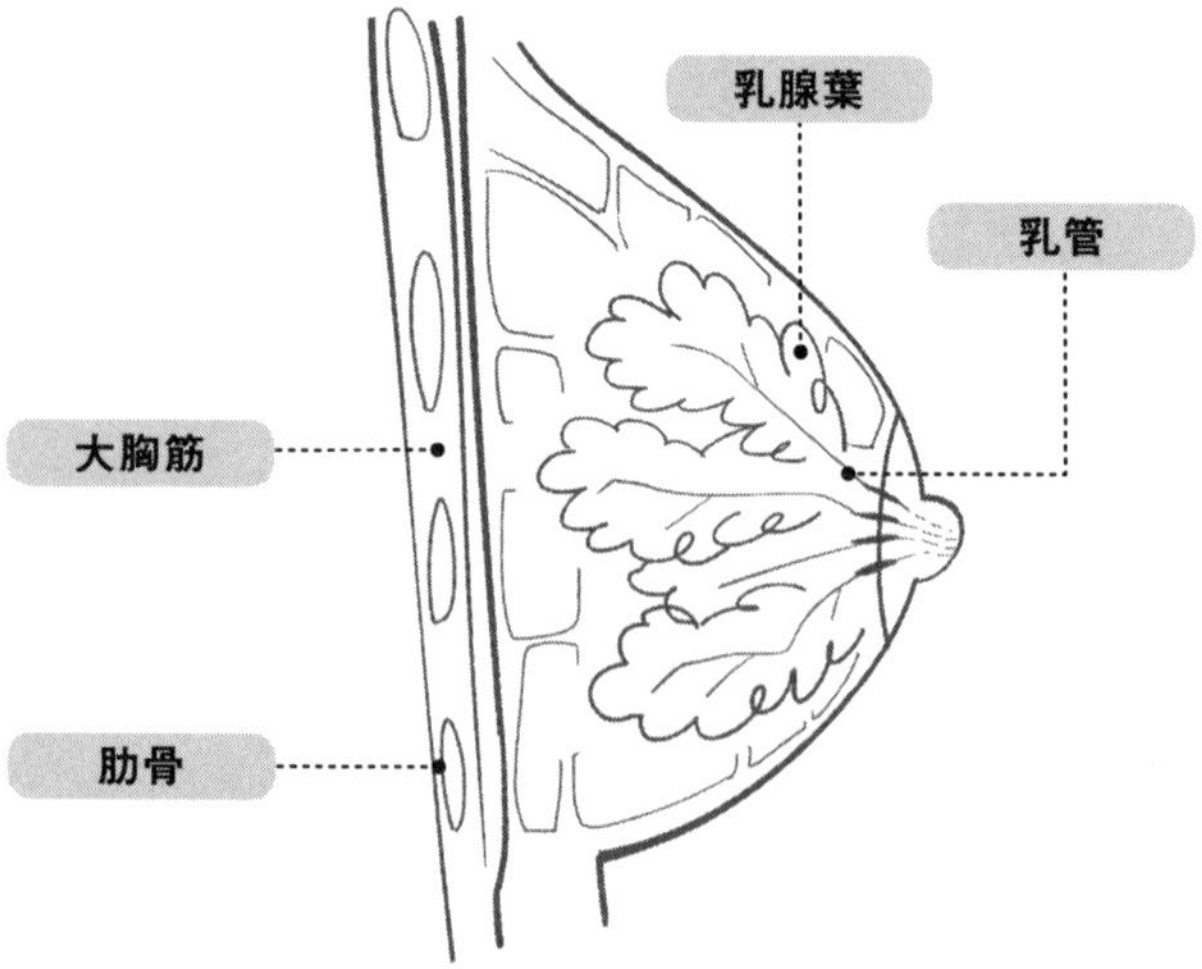

で、反射が起こりにくくなります。ストレスがあるとおっぱいが出ないのは、「幸せホルモン」のオキシトシンが分泌されないせいもあると考えられるのです。そんな時は誰かとハグしたり、背中をさすってもらったりして、オキシトシンに出てきてもらいましょう。視覚からの刺激によっても分泌されますから、大好きな人の写真や美しい風景写真を見るのもいいですよ。

5

女性は〝産む〟性なのか？

今まで見てきたとおり、私たちは生物として、その遺伝子を次の世代へつないでいくための生殖機能を備えています。女性は男性の精子を体内で受精すると（あるいは人工授精や体外受精によって受精すると）、それを胎内で一〇ヵ月もの間、大切に育んで出産します。では、女性は〝産む〟性なのでしょうか。

愛するパートナーがいる場合は、その人の遺伝子を残したいと思う。あるいは自分の遺伝子を残したいと思う。どちらも本能的なものでしょう。では、パートナーがいない場合、卵子を凍結保存してまで妊娠・出産したいと考えるのは、ただ自分の遺伝子を残したいからなのでしょうか。

それもあるでしょうが、私はもうひとつの本能があると思っています。パートナーがいる人も、今はいない人も、親になりたいのです。自分の資本を献げて人を育てたいというのは、**人とかかわることで自分も幸せになることができる**と本能的にわかっているからなのです。

太古からの長い長い歴史の中で、人間は複数の人間と一緒でなければ生き残ることができませんでした。この「複数の人間で集まって生きてきた」ということが、人を育てたい、人とかかわることで自分も幸せになりたいという本能の源になっているのではないでしょうか。

ですから私は、**女性は〝産む〟性ではなく〝育てる〟性**だと思っています。オキシトシンやプロラクチンが、女性が子どもを育てるシーンに大きく作用することを見ても、そう思えるのです。

さらに言えば、自分が産んだ子どもでなくても女性はきちんと育てることができるはずです。おんな城主直虎さん、豊臣秀吉の正室おね（ねね）さんをはじめ、ほかの女性が産んだ子どもをわが子として慈しんだ女性の例は枚挙にいとまがありません。

冒頭でお話ししたとおり、私たちは母の胎内にいる時にテストステロンやエストロゲンを大量に浴びました。その量によって、脳のつくりをはじめ、私たちのカラダに組み込まれたものには明らかな性差が認められます。

たとえば、論理的な分野に興味を持つ男の子に比べ、女の子は協調性のあるもの、共感力のあるものに惹かれます。人を育てる、人の世話をすることが上手で、そこに幸せを覚えます。ですから教師や介護の仕事に就くとその能力を活かしやすいのです。

人が信頼し合い、優しく助け合って、血縁だけではないつながりをつくっていくことができる社会、オキシトシン優位な社会が人間にとって心地よい居場所になる、私はそう考えます。**女性には人とつながる力があります**。あなたもぜひ、その力を発揮してください。

でも男性のみなさん、「そうだ、子育ても介護も女性の仕事だ」と、論旨をすり替えないでくださいね。どちらも共同作業です。話し合いと、そして妻や恋人が疲れていたらとびきり優しいスキンシップをお忘れなく。いちばん愛を感じた時はいつだったか。その統計を取ったイスラエルの心理レポートによると、「お互いが理解し合えたと思ったとき」が最も多かったそうです。オキシトシンが出ていたんでしょうね。

6

一億総活躍、女性活躍というけれど

もちろん、女性の誰もが子どもを産みたい、母親になりたいと思っているわけではありませんし、〝育てる〟性なのだから子どもを育てましょうなんて言うつもりは微塵もありません。

社会心理学によると、集団には**二―六―二のバランス**というものがあるということで、これが、なかなかおもしろいのですがご存じですか。人間の集団ではタイプや嗜好の違いなどを調べると、どのような集団でも二割―六割―二割に分かれるというものです。たとえば、スポーツに関しては、得意な人が二割、特に得意でも苦手でもない人が六割、苦手な人が二割。あるいは筆跡に関しては、達筆な人が二割、うまくも下手でもない人が六割、下手な字の人が二割。ビジネスの世界では、優秀な社員が二割、並の社員が六割、使えない社員が二割（キビシイですね）といわれるそうです。

女性の「仕事と家庭の比重」についてもこの法則が働きます。二割は「家庭より仕事に打ち込む」、六割は「仕事も家庭も」、二割が「仕事はしないで家庭に専念する」タイプであると考えられます。

ですから、一億総活躍、女性活躍をスローガンに女性を社会参加させようとしても、それを幸福と感じない人が二割もいることになります。これは診察室で大勢の女性と接している私も実感しています。家庭で子育てを頑張っているだけではいけないのか、仕事をしなければいけないのかと、女性活躍社会が叫ばれることにプレッシャーを感じている専業主婦はけっこう大勢いるのです。

でも、社会は二―六―二のバランスなのだと思うと、どうですか、気が楽になりませんか。「仕事も家庭も」は六割。多数派といっても半数に毛が生えたくらいなものではないですか。社会心理学で考えれば、選んで専業主婦をやっている人は二割もいるはずなんですよ。専業主婦の患者さんのなかには、結婚するまでは親に扶養され、結婚後は夫に扶養されていることに「私は自立できていない」と自己嫌悪に陥る人もいますが、いいじゃないですか。そうやって頼れる相手がゲットできた、資本を獲得したというのも一つの能力です。

ちなみに、その頼れる相手と「子ども」を持ちたいのであれば、いつから子づくりを始めればいいかということを一覧表にしてみました。これは第2章でご紹介したヨーロッパ生殖医学会による見解（100ページ参照）ですが、どのぐらい実現させたいと思っているのかという「気持ち」を「%」で調べているところがおもしろいですね。ともあれ、ここまでズバッと年齢を明確に打ち出す学会はなかなかないので、大変参考になると思います。もちろん、この年齢を過ぎてからの妊活も私たち不妊治療の専門医は全力で助け

女性は子づくりを何歳までに始めればいいか

●あくまでも自然妊娠で、体外受精は行わない場合

実現したい確率	子どもは1人欲しい	子どもは2人欲しい	子どもは3人欲しい
90%（強く希望する）	３２歳	２７歳	２３歳
75%（なるべくなら）	３７歳	３４歳	３１歳
50%（できたらいいな）	４１歳	３８歳	３５歳

●体外受精を行ってもいい場合

実現したい確率	子どもは1人欲しい	子どもは2人欲しい	子どもは3人欲しい
90%（強く希望する）	３５歳	３１歳	２８歳
75%（なるべくなら）	３９歳	３５歳	３３歳
50%（できたらいいな）	４２歳	３９歳	３６歳

Human Reproduction,Vol.30,No.9,2015より

るということは、言うまでもありません。

一方、子どもを産まないと決めている人にも世間はうるさいですね。少子化がニュースになるたび、何となく後ろめたい気持ちになる人もいるようです。でも、気にすることはありません。子どもを産まない・育てない人も二割いて当たり前なんです。人を育てる、人の世話を焼くという能力は、職場において部下や後輩をまさに〝育てる〟ことで発揮できますね。

これは婚活にも応用できますよ。これから、バリバリ仕事をしたい二割の女性は、家庭向きの二割の男性を選ぶとバランスが取れますね。もし同じような仕事好きの二割の男性を選んだ場合は、思い切って家事を外注してしまう方法を見つければ、結婚が長続きすると思います。

7
女は閉経からが愉しい？

第9問　あなたは閉経が怖いですか？

質問が唐突でしたね、ごめんなさい。女性は子どもを産んだ人も産まなかった人も、どんな生き方を選んだ人も等しく閉経の時を迎えます。

よく三〇代後半～四〇代の患者さんから、こんなことを聞かれます。

「子どもを産まずに閉経してしまうと、カラダに毒が溜まったままになりませんか？」

毒が溜まるなんて穏やかではありませんが、これは「出産の際に、カラダの中の悪いものが全部出てしまうので、出産後の女性は美しい」という都市伝説を信じているのですね。だから、出産しないと悪いものを出せていないので、毒が溜まっているのではないかと心配しているようです。

いいえ、毒なんか溜まっていませんよ。そもそも出産はデトックスにはなりません。出産直後はホルモンバランスが激変しますので、むしろ肌が乾燥したり、抜け毛が増えたりすることがあります。それでも美しく見えたとしたら、それは妊娠中に過剰にエストロゲンの分泌があったせいかもしれません。

子どもを産まない、つまり妊娠の経験がないと、生理が止まっている期間がない、排卵がずっと続いているということになりますので、閉経が数年早まるという論文はあります。でも、その閉経を恐れるのは「閉経が女の終わり」だと思っているからだとしたら、とんでもないです。

また、「更年期障害が怖い。女じゃなくなってしまう」という声も聞きます。更年期とは閉経前後数年間を指します。この時期には生理が不順になったり、急にのぼせたり汗が出たりするホットフラッシュという症状が出たり、めまい、不眠などの症状が出ることもあります。

でも、こういう時にこそ婦人科にご相談いただければ、適量のお薬によって徐々に症状を改善させ、更年期をうまくソフトランディングさせることができますから、心配は要りません。症状が重くて投薬が必要な人は、一割程度です。意外に知られていないようなのですが、実はまったく何の変化もなく更年期が過ぎてしまう人も二割くらいいるんですよ。

確かに、閉経すると、卵巣が女性ホルモン（エストロゲンとプロゲステロン）を分泌しなくなります。しかし、女性ホルモンは卵巣以外に皮下脂肪の細胞からも出ています。卵巣から分泌していたものより血管や骨、脳に作用する力は低下しますが、もしその低下が急激に過ぎるのであれば、ホルモンを投与すればいいだけの話です。通常は、脂肪細胞から出る女性ホルモンで十分に補っていけます。グッジョブ！、皮下脂肪！

もっとも、「女である」ということは、女性ホルモンのあるなしではないと思うのです。好奇心のような、脳からの刺激というものもすごく大事な「女である」要素です。ですから、大いに**ドキドキときめく気持ちを大事**にしてください。

たとえば、恋をすることです。疑似恋愛でいいのです。私たちのセンパイ女子のみなさん（六〇代後半から八〇代ぐらいでしょうか）が、韓流ドラマにハマったり、氷川きよしさんの追っかけをしたり、実にお元気ですね。彼女たちは「自分は女性だ」と意識している。これが「女である」ためには大事なのです。

もう少し下の世代（五〇代〜六〇代）では、ジャニーズファンが多いでしょうか。コンサートで黄色い声援を送るのも疑似恋愛です。疑似恋愛することによって、快感を操る脳内ホルモンとしてお馴染みのドーパミンが分泌しまくります。それでイキイキ元気になって輝く。いいですねえ……。

こんなふうに、好きなアイドルやスターの顔を見るだけでドーパミンは分泌されるのですが、旅行の計画をしたり、ただ、ジョークを聞いて笑ったりするだけでもドーパミンは分泌されます。ドーパミンの種は、身近なところに転がっています。

人から見られるのを意識し、百貨店などの大きな鏡で自分を映してみてください。ヘアスタイルを整え、口紅を塗る。若作りはイタいので、似合う色、似合う服装でこぎれいにして、溌剌としていましょう。

そうそう、疑似恋愛ではなく、環境が許せば本気の恋愛もどうぞ。子どもを産まなくていいのですから、自由に、大いに愉しんでください。女性の平均寿命は八六・九九歳です。むしろ**閉経からが自由な人生**ではありませんか。いつまでもいいオンナでいてください。

婦、娘、嫁、姑、婆、姫、嬢、姉、妹、妻……「女」が付く漢字は、まあ、なんてたくさんあることか。あなたは今、女性としてどのステージに立っているのでしょう。
では、最後の質問です。

第10問　あなたは何歳になっても女の人生を愉しんでくれますか?

エピローグ

あなたの欲しいものは何ですか？

女性の成功は、よく「シンデレラ・ストーリー」として語られますね。成功者の象徴であるシンデレラは王子様と結婚しましたが、でもその後、どうなったかわかりません。子どもがなかなかできずに悩んでいるかもしれないし、義母とソリが合わないとか、王子様は実は浮気性でした〜、なんていうことになっているかもしれません。どちらも現実にはよくあることです。

そもそも女性の成功とは何でしょうか？　何者かになること？　名を上げること？　記録を更新すること？　好きな仕事で食べていくこと？　あるいは好きな人からプロポーズされること？

あなたが本当に欲しいものは何ですか？　わかっていても、出会いがないと嘆いている人もいるでしょう。まだ希望どおりの職に就けず、アルバイトやパートに甘んじている人もいるでしょう。子育てに追われて、それどころではないお母さんもいるでしょう。介護で手一杯な毎日に漠然とした不安を抱えている人もいるでしょう。

いつかあなたが、あなたが望んでいるとおりのあなたらしい人生を歩み始めることができますように、渾身のエールを送ります。

そしてこの本が、女性の長い人生の道しるべの一つになることができたら、とてもうれしいです。

最後になりましたが、今回の出版を助けていただきましたフリー編集者の小峰敦子さん、講談社の神谷明子さんのお二人に心よりお礼を申し上げます。また、たまの休日も執筆に協力してくれた家族、友人、同僚、そしてなにより一緒に治療を頑張っている患者さんたち、ありがとうございます。

そして私事で恐縮ですが、私の母は八六歳にしてなお、現役産婦人科医として患者さんの相談に応えています。仕事に家庭に全力を注いでいる、この人生の先輩に本書を捧げます。

二〇一七年一〇月　船曳美也子

【参考文献】

第15回出生動向基本調査　国立社会保障・人口問題研究所
ＡＲＴデータブック2014　日本産科婦人科学会
『もっと知りたい遺伝のこと』　科学技術振興機構　2016年
『生殖医療の必修知識』　日本生殖医学会　2014年
『不妊外来』　メジカルビュー社　1996年
『不妊治療ガイダンス』　荒木重雄　医学書院　1996年
『生殖医学　最近の進歩』　廣井正彦　診断と治療社　2009年
『カラー図解　進化の教科書　第1巻　進化の歴史』
カール・ジンマー／ダグラス・J・エムレン
講談社ブルーバックス　2016年
Age and Fertility, A guide for Patients: American Society for Reproductive Medicine, 2012
Realizing a desired family size: when should couples start? : Habbema J. Dik F., Eijkemans Marinus J. C., Leridon Henri, te Velde Egbert R., Human Reproduction ,2015
The evolutionary origin of Female Orgasm: M.Pavličev,G.Wagner, Journal of Experimental Zoology Part B: Molecular and Developmental Evolution, 2016
Essential Reproduction, 6th Edition: Martin H. Johnson, Blackwell Publishing, 2007
Yen & Jaffe's Reproductive Endocrinology, 7th Edition: Jerome F. Strauss III, MD, PhD and Robert L. Barbieri, MD, Elsevier, 2014

船曳美也子（ふなびき・みやこ）

産婦人科専門医・生殖医療専門医
医療法人オーク会

1960年、神戸生まれ。1983年、神戸大学文学部心理学科卒、1991年、兵庫医科大学医学部卒。兵庫医科大学病院、西宮市立中央病院、パルモア病院を経て、大阪・東京で展開する医療法人オーク会にて不妊治療を専門に診療にあたっている。自らも体外受精により43歳で初めての妊娠、44歳で出産の経験を持つ。2014年、健康な女性の凍結卵子による妊娠に成功。出産に至ったのは国内初とされる。著書に『女性の人生ゲームで勝つ方法』（主婦の友社）がある。
http://www.oakclinic-group.com/

編集協力　小峰敦子
イラスト　えなみかなお
アートディレクション・デザイン　南雲みどり

あなたも知《し》らない女《おんな》のカラダ
希望《きぼう》を叶《かな》える性《せい》の話《はなし》

2017年10月5日　第1刷発行

著　者　船曳美也子《ふなびきみやこ》
発行者　鈴木 哲
発行所　株式会社 講談社
〒112-8001　東京都文京区音羽2-12-21
編集　03-5395-3529
販売　03-5395-3606
業務　03-5395-3615
印刷所　慶昌堂印刷株式会社
製本所　株式会社国宝社

ISBN978-4-06-220211-4